O Correio do Corpo

Thérèse Bertherat
e Carol Bernstein

O Correio do Corpo
Novas vias da antiginástica

Tradução
Estela dos Santos Abreu

Martins Fontes
São Paulo 2001

Título original: COURRIER DU CORPS.
Copyright © by Éditions du Seuil, Paris, 1980.
Copyright © 1981, Livraria Martins Fontes Editora Ltda.,
São Paulo, para a presente edição.

1ª edição
outubro de 1981
10ª edição
setembro de 2001

Tradução
ESTELA DOS SANTOS ABREU

Revisão gráfica
Ivete Batista dos Santos
Sandra Regina de Souza
Produção gráfica
Geraldo Alves
Paginação/Fotolitos
Studio 3 Desenvolvimento Editorial

Dados Internacionais de Catalogação na Publicação (CIP)
(Câmara Brasileira do Livro, SP, Brasil)

Bertherat, Thérèse
O correio do corpo : novas vias da antiginástica / Thérèse
Bertherat, Carol Bernstein ; tradução de Estela dos Santos Abreu. –
10ª ed. – São Paulo : Martins Fontes, 2001.

Título original: Courrier du corps
Bibliografia.
ISBN 85-336-1465-9

1. Aptidão física 2. Expressão corporal 3. Ginástica medicinal
4. Relaxamento I. Bernstein, Carol. II. Título.

01-3752   CDD-615.82

Índices para catálogo sistemático:
1. Exercícios terapêuticos : Medicina   615.82

Todos os direitos desta edição para a língua portuguesa reservados à
Livraria Martins Fontes Editora Ltda.
Rua Conselheiro Ramalho, 330/340 01325-000 São Paulo SP Brasil
Tel. (11) 3241.3677 Fax (11) 3105.6867
e-mail: info@martinsfontes.com.br http://www.martinsfontes.com.br

Estou querendo o impossível... Quisera que este livro fosse feito não de palavras mas de algo diferente. De sensações ou de silêncios, por exemplo. Quisera que este livro não tivesse personalidade nem encanto, e não levasse nem você nem eu a sonhar. Quisera que fosse um livro sem autor, ou pelo menos sem narrador, sem um "eu", porque o "eu" que é feito de palavras torna-se jogo de palavras, jogo no qual se perdem autor e leitores e em que todos acabam mesmo é perdendo. Por que desejar isso? Por que esse tom desiludido? Porque quero evitar que se repita, tanto para mim como para você, a experiência que tive depois da publicação do meu primeiro livro, *O corpo tem suas razões*. Apesar de muito rica, essa experiência mostrou-me que o livro, considerado de forma unânime como um sucesso, foi também um fracasso.

Minha principal finalidade em *O corpo tem suas razões* era fazer com que fossem descobertos alguns conceitos e práticas revolucionários. Pareceu-me mais simpático e mais simples apresentá-los através de minhas próprias descobertas. Assim, sem perceber as conseqüências, tornei-me personagem de um livro. Mas essa personagem, em vez de esclarecer as idéias do livro, conseguiu eclipsá-las: incompleta, quase fictícia por sua existência através exclusivamente de palavras, tornou-se para inúmeros leitores o interesse primordial do livro.

Se, por um lado, os conceitos e práticas apresentados foram fortes e precisos, por outro, a personagem revelou-se maleável. Dela foi feito o que se quis: santa, milagreira, exorcista capaz de desarmar feitiços, mãe perfeita, irmã mais velha ideal, amante potencial. Como com as personagens de romance, o leitor usou essa Thérèse Bertherat para nela buscar a sabedoria, confirmar a própria experiência ou encontrar ajuda para a solidão.

Em vez de um livro com o intuito de trazer informações novas e inéditas, *O corpo tem suas razões* tornou-se, para alguns, uma espécie de romance, ou melhor, um livro em branco em que o leitor só lia o que ele próprio aí havia escrito ou o que tinha imaginado. Como estou sabendo disso? Pelas cartas. Mais de 15.000 pessoas me escreveram para falar do livro. Mas milhares referiram-se a um texto que não escrevi, um texto que só podia ser fruto do leitor e que, muitas vezes, era a antítese do meu.

E do que me estou queixando? Não fiquei contente de ter ajudado os outros, independentemente do tipo de ajuda fornecido? Não, não fiquei. Não foi para trazer alívio ou para ser a tábua de salvação que se pode encontrar por aí, em centenas de livros, nos correios sentimentais, nos programas de rádio, que escrevi um livro; foi para revelar uma descoberta revolucionária – a de Françoise Mézières – e um método não de alívio e sim de *cura*. Quando se traz algo de extraordinário, não é possível contentar-se com ver isso transformado em muleta – que dá um pouco mais de conforto mas mantém a pessoa na mesma posição de sempre.

Estou querendo o possível...

Neste livro quero redizer de modo mais claro e pormenorizado o que aprendi com Françoise Mézières. Porque percebi agora que, apesar de não ser difícil à inteligência captar de imediato o conceito básico desse método, ele corre o risco de ser rejeitado a qualquer momento pela cabeça-corpo que, cheia de velhos termos e de automatismos, resiste com todas as suas forças e artimanhas a assimilá-lo.

Bem mais do que dizer e redizer minhas certezas, quero discutir algumas idéias que me pareciam, até há pouco, absolutamente evidentes. Mas para que valha a pena publicar esse questionamento será preciso que ele, por sua vez, faça com que o leitor também se questione. Quero que neste livro, tanto os que leram o primeiro como os que me escreveram, me procuraram ou se tratam comigo possam se reconhecer e não se enganem. Mas quero também que seja um livro fiel a mim mesma, no qual me reconheça como sou hoje, dez anos depois de iniciar *O corpo tem suas razões* e três anos depois de sua publicação.

Quero descrever o que foi, nestes três anos, a minha busca de uma terapia global – que trata a pessoa de modo completo – bem como minhas experiências pessoais com as técnicas existentes e de objetivo idêntico. Quero mostrar o ponto em que me encontro e, assim, tentar ver com clareza não só os obstáculos a esse trabalho de aprofundamento como também aonde pode ele chegar no futuro. Quero escrever um livro não de respostas, mas sim de perguntas.

Mesmo que seja para ficar ainda mais isolada, profissionalmente, do que já estou, quero situar com exatidão o meu trabalho entre as técnicas corporais e psicocorporais que se propagam de uns anos para cá. Porque o corpo agora está na moda; e, embora a verdadeira moda cultural nasça de uma necessidade real ou de uma reação com fundamento, sempre há profissionais parasitas ou, pior ainda, bem intencionados mas pouco competentes, que se aproveitam, fazem-na desviar, degenerar.

É freqüente, depois do sucesso de um primeiro livro, que o autor utilize esse êxito para fazer um segundo. Mas, como já disse, o primeiro me interessa principalmente na medida em que fracassou. Senão, há muito eu poderia ter escrito *O corpo tem suas razões*, ou *101 novos preliminares*, ou as *Receitas de bem-estar de Thérèse Bertherat*. Mas o que estou escrevendo é *O correio do corpo*, cujo subtítulo bem poderia ser: *O corpo tem suas razões tinha razão?* Quero que este livro, que foi de difícil elaboração e me deu muito mais apreensões do que o outro, seja mais duro, mais desconfortável, mais próximo da verdade e, portanto, de leitura mais doída.

Quanto às palavras, quero confrontá-las tão francamente quanto possível, não as usar de modo leviano, mas sim como bombas que, de fato, são. Pois, se no primeiro livro pude defini-las rapidamente como "traiçoeiras, contraditórias, fugidias", só dando importância às sensações, hoje tenho que reconhecer o seu imenso poder de fazer adoecer e de curar, de ferir mortalmente e de trazer de volta à vida. Não posso mais ignorá-las no meu trabalho e na minha vida. E nem quero.

Mas chega de enumerar meus desejos e intenções. Está na hora de eu também obedecer à proposta final de *O corpo tem suas razões*: "Ousemos começar."

Para quem não leu o meu primeiro livro e como lembrete para os que o leram, vou resumir os princípios básicos do meu trabalho. Alguns permanecem para mim inabaláveis. Quero apenas tratá-los de um modo diferente, ir um pouco mais além. Outros, no curso deste livro, serão discutidos, reconsiderados, aprofundados, espero eu. Comecemos pelo conceito revolucionário de Françoise Mézières: *A única causa de toda deformação corporal é o encurtamento (inevitável) da musculatura posterior.*

Ou seja, os músculos da parte posterior do corpo, desde a planta dos pés, passando pela barriga das pernas, nádegas, costas, nuca, até o alto do crânio são, "pela força das coisas", demasiado curtos, rígidos e fortes. São profundamente contraídos, como punhos cerrados, superdesenvolvidos e, com a sua enorme força, puxam as articulações deformando o corpo de vários modos. O que quer dizer "a força das coisas"? Eis alguns esclarecimentos necessários:

1. Como todo o mundo pode constatar consultando qualquer livro de anatomia, os músculos posteriores são mais numerosos

e têm mais inserções sobre os ossos do que os músculos anteriores do corpo.

2. 97% dos músculos posteriores do corpo são longos, poliarticulares, e constituem uma cadeia contínua do alto do crânio à ponta dos pés (ao passo que os músculos do queixo ao tórax formam uma linha interrompida).

3. Essa cadeia muscular posterior é feita não apenas para assumir grande parte dos esforços do corpo, mas o modo como está construída determina que o conjunto dos músculos posteriores se comporte como um músculo único. Assim, qualquer ação localizada provoca o encurtamento da cadeia toda. Erguer o braço acima dos ombros, afastar as pernas num ângulo superior a 45°, centenas de movimentos que fazemos diariamente sem pensar e na certa sem sentir direito o que estamos fazendo, põem em ação o conjunto de nossa musculatura posterior, tornando-a rígida e "cimentada". Não há como escapar; somos feitos assim. Aliás, ninguém – médico ou catedrático – nega ou refuta essa afirmação.

Mas não é tudo. Cada vez que você se crispa, se obstina, se bloqueia; cada vez que você se enerva, você enrijece um músculo posterior ou qualquer outro (e, portanto, todo o conjunto). Porque é pela ação muscular que você se exprime, quer disso tenha consciência ou não.

O que acontece, então, com os músculos dianteiros do corpo? Tornam-se moles. Por quê? Porque são antagonistas dos músculos posteriores, que quase sempre agem por eles. Mais numerosos, organizados numa cadeia contínua, os músculos posteriores assumem o papel principal e só deixam aos músculos anteriores os papéis secundários.

É pois inevitável que o corpo se desequilibre e se deforme. Excetuando as mutilações e deformações congênitas, há dezenas de deformações cuja causa é o excesso de força da musculatura posterior: lordose, escoliose, cifose, artrose, joelho valgo, pés chatos, pés cavos, quinto dedo do pé varo...

5

Se você sofre de uma dessas deformações, pode – com o consentimento do seu corpo – ser curado pelo método Mézières. Foi a principal mensagem que procurei transmitir em *O corpo tem suas razões*, mensagem esta que foi recebida por milhares de pessoas, médicos, cineseterapeutas formados, desejando aprender – enfim – a curar, e sobretudo por doentes que têm me procurado para que eu trate deles ou para que lhes indique outros "mezieristas". Tal reação deixou-me muito satisfeita. Mas preciso falar aqui dos que não entenderam nada, não por falta de inteligência, mas porque lhes é mais necessário manter a organização do seu desequilíbrio habitual do que restabelecer o equilíbrio sadio. Falarei disso mais adiante, bem como dos terapeutas de todo tipo que se pretendem "abertos" mas que não têm consciência de suas viseiras profissionais nem da rigidez de seus músculos.

O segundo conceito decorre do primeiro. *A estrutura determina o comportamento.* O que significa: a forma do seu corpo determina o modo como você funciona. Essa idéia pode soar fatalista se não for acrescentado o mais importante: a forma é maleável (mesmo em certas deformações tidas como "fixadas" pela medicina tradicional). À primeira vista, essa idéia também pode parecer evidente. Mas é, de fato, revolucionária.

A visão tradicional considera que a disfunção ou a doença determina a forma do corpo, ou seja, ela o deforma. Diz-se, por exemplo, que o achatamento da arcada plantar é a origem da deformação das articulações dos joelhos e dos quadris, e não o inverso. Tratam-se pois os "pés chatos". São tratados (exercícios localizados, palmilhas ortopédicas) mas não ficam curados. Aliás, como seria possível curar, já que tudo se concentra para atenuar o efeito em vez de eliminar a causa? E – estou repetindo mas nunca terei repetido o suficiente –, excetuando mutilações e anomalias congênitas, a causa única de qualquer deformação corporal é o encurtamento (inevitável) da musculatura posterior.

Acho que essa idéia ("a estrutura determina o comportamento") leva a uma leitura correta não apenas do funcionamento físico, mas também do comportamento psíquico (de fato, indissociáveis).

Por exemplo, uma pessoa que sofre de "temperamento instável" e de quem se costuma dizer que "não tem os pés no chão" pode descobrir a causa de seu problema no fato real e objetivo de não conseguir colocar com firmeza os pés no chão. Talvez, quando criança, uma queda lhe tenha prejudicado o quadril. Para proteger-se da dor (da qual, com certeza, não guarda a mínima lembrança), essa pessoa deformou o andar, criou uma organização pessoal para manter-se – precariamente – em equilíbrio instável, comprometendo assim seu equilíbrio psíquico. E assim por diante...

O terceiro conceito parece-me a conclusão lógica do anterior. Já que nossa forma é modificável, que se pode desfazer as tensões, corrigir as anomalias e restabelecer o equilíbrio, então: *Somos todos (potencialmente) belos e bem-feitos.*

A descrição rigorosa que Françoise Mézières faz da beleza, do que ela chama de forma perfeita e que nada mais é senão a forma normal do corpo, foi vivamente contestada tanto no plano estético quanto no plano moral. Digamos que se trata de *tender* para essa perfeição e que continuo inteiramente de acordo com essa idéia.

Outra idéia, que é a razão de ser dos meus grupos de antiginástica, me é particularmente cara: *A gente não fica doente de uma hora para a outra; a gente vai pouco a pouco se deixando ficar doente (donde a necessidade de tomar consciência do próprio corpo enquanto ele está relativamente sadio).* Os preliminares (movimentos de antiginástica), que observam rigorosamente o princípio descoberto por Françoise Mézières, são preventivos, destinados às pessoas com "boa saúde". Mas, se é fato que todos conhecem a sensação de dor, quantos serão os que conhecem o "sentir-se bem"?

Para muita gente, sentir-se bem consiste apenas em deixar de sentir dor. Por isso, procuro ajudar meus alunos a tomarem consciência de sua rigidez muscular (da parte posterior do corpo, ine-

7

vitavelmente) e, ainda, à medida que essa rigidez vai desaparecendo, a tomarem consciência de uma sensação inédita: o prazer do movimento sem entraves.

Estou achando que a expressão "tomar consciência" não pode mais ser usada como se fosse óbvia. O que é exatamente a tomada de consciência? Onde ela é tomada? Não seria mais correto dizer "tomada de inconsciência" ou "tomada do inconsciente"? *Ninguém consegue ensinar-lhe o que você já não sabia (pelo menos inconscientemente).* É uma idéia expressa abertamente e que permeia todo o texto de *O corpo tem suas razões,* idéia freqüentemente confirmada pelos que me agradeceram por eu haver dito enfim o que eles sentiam, há muito tempo, no mais profundo de si. Mas quantos outros há que acreditaram, e acreditam ainda – inclusive alguns de meus pacientes e alunos –, que sou eu quem detém o segredo do corpo deles. Quantos há que me escreveram, anexando um envelope selado, para que eu lhes enviasse a solução do enigma que é sua vida.

Guardei para o fim uma idéia que é dita e redita no meu primeiro livro e que sempre me pareceu banal, evidente e fundamental. Hoje eu a acho profundamente discutível por inúmeros motivos. Ei-la em uma frase: *A autonomia é desejável e atingível.*

Entre os motivos que me forçaram a reconsiderar essa idéia há as centenas de cartas de pessoas que se diziam atingidas pelo livro, de acordo com os princípios expostos, pedindo-me, entretanto, que me encarregasse delas!

Vamos falar das cartas que inspiraram o título do presente livro e que me fizeram duvidar do "êxito" do primeiro.

Como na música de Alain Souchon, o imenso sucesso de uns tempos atrás, se as cartas tivessem títulos, muitos deles seriam: "Alô, mamãe, estou com dodói...".

Não tenho a intenção de ironizar ou denegrir os que escreveram essas cartas, às vezes aflitas. Seus autores diziam que haviam colocado sua esperança em mim, ou só pediam uma consulta ou sugestões por escrito. Mas a quem estavam fazendo esse pedido? A uma personagem imaginária, mágica, mítica, nascida de sua necessidade, de seres fantasmas, encontrada num livro que eles me agradeciam por haver escrito, mas que de fato haviam reescrito para uso pessoal.

Inúmeras pessoas reagiram à leitura do que chamam "a sua história", redigindo a delas, ou o que consideram "o essencial" da sua história. Cartas de dez, doze, quinze páginas contam traumatismos em cima de catástrofe. Nenhum sinal de prazer, nenhum sinal de vida aparece nessas autobiografias que começam pelo nascimento difícil, seguido de doenças infantis; de males da adolescência, de acidentes de todo tipo, casamento desastroso, filhos ingratos, trabalho desagradável, lutos irrecuperáveis intercalados com a descrição pormenorizada de receitas, tratamentos, operações, ilustrados com auto-retrato de pé (incluindo flechas indicando onde dói), com fotos (nas quais aparece sempre um sorriso "para o fotógrafo"). Quase sempre, no final, há a promessa de envio simultâneo de cartas dos médicos ou de chapas ("se isso puder ser útil") e, por último, as palavras: "Salve-me, pois só a senhora é capaz disso", ou então "A senhora é a minha última esperança".

Por mais que eu perceba a tentativa de chantagem desses pedidos dramáticos de socorro, nem por isso deixo de me comover e de ficar frustrada. Como responder a pessoas que dizem estar convencidas de que minha mão, minha voz, meu olhar, meu tratamento podem desfazer e refazer a sua vida? Será que acham mesmo que sou mais forte que elas, que vou conseguir desvendar o segredo que há tanto tempo fecharam hermeticamente dentro de si, porque nada – nenhuma doença, nenhuma angústia – poderia ser mais terrível do que a revelação desse segredo?

Ou então, não seriam as longas cartas, de fato, apenas convites: "Venha lutar comigo"? Seguros de sua vitória, talvez já estivessem imaginando a carta para o próximo adversário (que seria outro autor), carta na qual poderiam acrescentar à lista de suas terapias: "Tratado(a) em 1979 por Thérèse Bertherat que, naturalmente, nada pôde fazer por mim..." antes de concluir: "O senhor é minha última esperança."

Esperança. *O corpo tem suas razões* é um livro de esperança. Muitas cartas diziam isso, e é verdade. Esse livro contém uma mensagem de esperança: "você pode". E não: "Eu posso por você." E menos ainda: "Eu posso apesar de você." Não é de admirar que essa mensagem seja recebida só parcialmente. É muito duro ver confirmado o que se sabe – sem saber, sem querer saber – desde sempre.

Num luxuoso papel timbrado, recebi uma carta que dizia: "A senhora é minha última esperança", mas não eram as palavras finais. Havia um P.S. – "Quais são os seus honorários?" Para essa pessoa, como para muitas outras, há um profundo conflito entre o corpo e os bens.

Quase sempre os que pagam qualquer preço (por mais alto que seja) para vestir-se acham um exagero pagar qualquer preço (por mais baixo que seja) pela nudez elegante. Carregar "uma fortuna nas costas" parece-lhes normal. Seguir um tratamento, que pela duração pode ficar caro, para acabar com a escoliose nem sempre é tão evidente. Para muitos, um corpo bem desenvolvido é um luxo, um presente que não se permitem dar a si mesmos. Para eles é essencial que o corpo seja privação, punição, culpabilidade. "Alô, mamãe, estou com dodói. Como é que você me fez? Não sou nada bonito", diz a canção. E não se podem tornar bonitos – por preço nenhum – sem trair a mãe, sem lhe serem desleais. Para eles, gastar dinheiro a fim de tomar posse do próprio corpo representa uma tentativa de comprar, da mãe, esse corpo. Pagar a conta ao terapeuta é muito parecido com o acerto de contas que nunca tiveram coragem de fazer.

Também para o terapeuta a questão dos honorários é um ponto delicado. Como estabelecer o preço de um trabalho inestimável? É como tentar estabelecer o valor da pessoa do terapeuta, da experiência de toda a sua vida. É como dar um preço ao cansaço, às "horas extras" durante as quais ele continua envolvido por um paciente que há horas voltou para casa e está dormindo tranqüilamente. Como cobrar do paciente a beleza, a saúde, *a vida* que lhe pode ser devolvida contanto que ele mesmo não oponha limites, contanto que a técnica do terapeuta seja correta e que seu olho, seu ouvido, sua mão e sua força energética sejam excepcionais? (É indiscutível que não existe trabalho bem-feito sem essas condições.) Alguns mezieristas não credenciados pela Previdência Social (e só os que o são podem exercer essa arte que exige longas sessões de hora e meia ou duas horas) optam às vezes por tarifas chamadas "democráticas", em função não do trabalho mas sim das possibilidades financeiras do paciente. Pensam ter assim isolado a questão do dinheiro. Não é bem assim, como ficou demonstrado por este incidente.

Tratei durante meses, cobrando menos do que o habitual, um pedreiro de cinqüenta anos que caiu do alto de um andaime de oito metros no canteiro de obras onde trabalhava; esteve em perigo de vida, mas conseguiu escapar com ruptura do baço e lesões graves da bacia e das vértebras lombares. Ficou com uma perna mais curta do que a outra e a postura muito rígida. Mas o que nele mais chamava a atenção era a expressão ao mesmo tempo digna e dolorosa do rosto bonito, expressão imutável que parecia nunca ter sido outra.

Esse homem nunca falava. Não me dizia bom-dia nem até logo, e as sessões se passavam num silêncio que eu não ousava romper porque me parecia lhe ser vital. Um dia, depois de alguns minutos de trabalho, o rosto dele torceu-se como uma máscara de barro sob os dedos de um escultor. Pôs-se a chorar, com soluços de que me lembro até hoje. Disse então duas frases. A primeira: "Eu não caí do andaime; atirei-me lá de cima." E uns minutos depois, com um sorriso estranho, a segunda: "Estou com vontade de lhe pagar por esta sessão o preço integral."

Mas voltemos às cartas que me fizeram pensar que um livro sobre o corpo, por mais popular que seja, nunca poderá ser "bem lido".

Inúmeros maridos escreveram "por minha mulher". O marido vai bem mas ela está "deprimida", "não está atravessando bem a menopausa", ou "vive sempre com dor, embora os médicos digam que ela não tem nada". Eles propõem "trazê-la" no dia e na hora que eu marcar.

Às vezes a mulher escreve "por meu marido". Ele tem "muitos problemas que estragam a vida dele e a minha. Doenças psicossomáticas. Úlceras, enxaquecas, períodos de impotência... Não posso fazer nada porque ele não tem força de vontade". Ela pede uma entrevista na qual também estaria presente ou, se de todo impossível, pede "os preliminares que posso indicar ao meu marido e que sejam os mais adequados ao seu caso".

Outra mulher afirma: "A senhora poderia me ajudar no relacionamento com meu filho. Ele está no fim da puberdade mas é muito pequeno. Talvez com massagens no pé ele consiga mais um ou dois centímetros."

Outras escreveram "por meu filho de vinte e oito anos que não resolveu bem seu complexo de Édipo", "por minha filha de trinta e cinco anos que não fica à vontade quando há outras pessoas", "por minha filha e genro que não levam uma vida conjugal normal".

Como responder a esses gerentes – encarniçados e obcecados – da vida dos outros? Se eu lhes disser que não estão tão bem quanto acham, que são também parte integrante do problema da mulher, do marido ou do filho; que os esforços para "ajudá-los" são nocivos e pouco respeitosos, será que lerão minha carta melhor do que leram meu livro? Duvido.

Recebi inúmeras cartas muito interessantes de pessoas em análise que pediram para participar dos meus grupos de antiginástica porque seu corpo não tinha achado lugar suficiente no divã. "Faço psicanálise e isso me fez muito bem, mas eu diria que até certo ponto-limite, que é precisamente o de meu corpo." Ou então: "Essa forma de reflexão me ajudou muito, mas o coitado do meu corpo custa a engrenar e sofre por ser deixado de lado."

Ao contrário dessas pessoas empenhadas na busca de si, há outras que confiam essa tarefa a especialistas-detetives particulares e ficam esperando para ler o relatório do processo. Substituem a tomada de consciência pela entrega à responsabilidade de outros. "Informei meu psiquiatra e meu médico de que ia procurar a senhora. Posso mandar-lhe os endereços se a senhora quiser entrar em contato com eles para, juntos, discutirem o meu caso." Fiquei com vontade de responder: "Prezado caso..." Aliás, acho que esta alusão ao seu "caso" num livro lhe seja ainda motivo de triste satisfação.

Vários psicanalistas pediram para fazer um trabalho pessoal comigo e outros sugeriram a seus pacientes que me consultassem, o que revela uma grande abertura de espírito e de corpo. Em compensação, um eminente psiquiatra deve ter lido meu livro em diagonal – talvez por desprezo à linguagem compreensível por todos. E, desse modo, pediu-me que recebesse um jovem depressivo "a fim de mobilizá-lo um pouco". Expressão lastimável que eu não levaria em consideração se não prosseguisse assim: "faço questão que ele jogue tênis duas vezes por semana e peço-lhe que insista nesse ponto com o doente e com os pais".

Quando vi o rapaz, entendi que o psiquiatra lia tão mal os corpos quanto os livros. O jovem, de aspecto inerte, era de fato quase tão retesado quanto uma raquete de tênis. Ele nem conseguia virar a cabeça com facilidade para *olhar* uma partida, quanto mais para jogar!...

De qualquer forma, eu nunca ajudei – nem ajudarei – a convencer ninguém. Não estou aqui para pressionar meus pacientes (ou os pais) a coisa alguma, mas sim para ajudá-los a sentir o que eles fizeram do próprio corpo: armadilha, prisão ou enseada. Cabe a eles procurar viver de outro jeito... ou não.

Há algum tempo venho reconsiderando o que escrevi sobre a autonomia. Se tantos leitores não escutaram meu apelo à autonomia, à tomada da própria vida em suas mãos, foi talvez por senti-lo como algo falso ou então como algo absoluto que não devia ser tomado ao pé da letra. É verdade que em *O corpo tem suas razões* falei da autonomia como sendo um bem incontestável, objetivo essencial a ser atingido. Percebo agora que não tinha alcançado todas as implicações da palavra e isso porque, pessoalmente, não estava disposta a fazê-lo. Naquela época eu estava convencida de que era imprescindível não apenas reduzir os aspectos de dependência, mas eliminá-los; ser capaz de recusar qualquer ajuda, achar em si tudo aquilo de que se necessita. Era imprescindível porque era imprescindível para mim. Eu não compreendia que um forte desejo de autonomia também pode ser fruto do medo de ser devorado pelo outro, de perder a identidade; que a autonomia pode tornar-se um estado patológico que leva até o isolamento total, a ruptura com a vida, estado que pode ser fatal como, ressequida, morre a abelha afastada da colméia.

Passados três anos, parece-me não apenas que a autonomia é perigosa porque leva ao isolamento, mas, ainda, que ela só tem sentido se for vivida na companhia dos outros. Acho que para a pessoa o "teste" da autonomia consiste na capacidade de ser plenamente ela mesma estando com os outros, reconhecendo que tanto pode ser ajudada por eles como pode ajudá-los; e isso justamente porque não procura obedecer-lhes, porque não se sente obrigada, com medo de não ser mais amada, a fazer o que eles querem. Logo, em vez de autonomia, seria mais exato falar de interdependência. Mas que ninguém se iluda: é tão difícil encontrar uma relação sadia de interdependência com os outros quanto chegar ao equilíbrio adequado do próprio corpo. Assim como há falsos equilíbrios do corpo destinados a conservar soterrada uma dor oculta, há também interdependências mortíferas, cuja finalidade é manter nas trevas a verdade inconfessável ou renegada. Essa cumplicidade em torno de um segredo, compartilhada por pais e filhos, por amantes ou por terapeuta e paciente, é decerto uma forma de interdependência, mas não a forma correta. Não leva a lugar algum, a não ser à estagnação. Tudo isso me é muito difícil de dizer com palavras... mas seria impossível sem elas. As sensações, a intuição, as mensagens do corpo são de importância primordial, mas não bastam. Para abordar essas relações complexas e arcaicas reconheço enfim que são necessárias também as palavras, que a pessoa se busca ao buscar as palavras. Aliás todas as palavras solenes – autonomia, interdependência, responsabilidade – são bem difíceis de aprender e manejar porque estão carregadas de sentido, trazendo tanto uma força de vida quanto uma força de morte.

Foram as palavras de uma carta escrita por uma mulher indignada, magoada, que me levaram a definir o que entendo por "responsabilidade". Como ela, sua letra sofria de escoliose. De acordo com as curvaturas de seus "l" e de seus "g", de todas as letras mais longas para cima ou para baixo, ela era "dorsal direita, lombar esquerda". Ela contava suas tentativas infrutíferas há mais de vinte anos, para que a endireitassem. "Segundo a senhora, a gente é responsável pelas próprias deformações, a gente é que as produz. Ao falar de nossas possibilidades de autocura, a senhora faz pensar que nossas doenças e deformações são autopunições. Não agüento pensar que possa ser eu a autora da minha escoliose. Já basta meu sofrimento sem precisar ainda me sentir culpada de ter crescido torta de propósito. O seu livro não me ajudou. Ele me arrasou. Resolvi entregar-me às mãos de um grande cirurgião que será capaz de desfazer o que a Natureza fez comigo, e não se fala mais nisso. P.S. – Com certeza a senhora também vai dizer que minha mãe é responsável pelo câncer que a atingiu e do qual ela deveria sentir-se culpada."

Nessa pessoa há a costumeira confusão entre responsabilidade e culpabilidade. Acho que somos responsáveis de fato por nosso desequilíbrio mecânico; fomos nós que o fizemos (quem mais poderia ter sido?). O reconhecimento dessa responsabilidade não deve, contudo, levar à culpabilidade mas sim à desculpabilização... contanto que se descubra a outra causa, isto é, o desequilíbrio psíquico que precedeu ou seguiu a causa mecânica do mal. Vou já explicar. Acredito que as doenças e deformações (exceto as que são congênitas, e que são raras) nada têm de arbitrário. Elas não lhe são atribuídas pela Natureza. Não caem em cima de você por acaso, por azar. Não caem em cima de modo algum: são fabricadas, criadas, a partir de dentro do corpo e por você mesmo. Resultam de um bloqueio de energia, da estagnação e das conseqüentes compensações dessa estagnação. É claro que sei que existem micróbios, bacilos reconhecidos como causa das doenças, mas eles não se instalam em qualquer lugar nem em qualquer pessoa. É preciso um terreno propício, e é o desequilíbrio energético que torna o terreno propício, vulnerável.

Reconhecer que fomos capazes de nos deformar é também reconhecer que temos o poder – com a ajuda de técnica adequada e se gostarmos de nós mesmos – de nos curar.

Ao admitir o nosso poder de gerir o corpo, podemos começar a procurar *a outra* causa, a completar todo o quebra-cabeça: nossa mãe, nosso pai, alguns acontecimentos "traumatizantes", algumas necessidades emocionais insatisfeitas que se encontram na origem do desequilíbrio psíquico que acompanhou o desequilíbrio físico. Se não nos considerarmos vítimas da sorte, é possível descobrir que, antes de podermos nos reconhecer como responsáveis (quando éramos recém-nascido, bebê, criancinha), aconteceram coisas assombrosas, inarráveis justamente porque se deram antes que tivéssemos o uso da palavra. (Aliás, ficamos bem mais preocupados com os "erros" de nossos pais – em relação a nós ou aos outros – do que com nossos próprios atos.) Esses transtornos esquecidos, reprimidos, também foram vividos por nosso corpo; estavam presentes no momento do nosso desarranjo mecânico, que é a expressão concreta do nosso desacerto indizível.

Ao nos deformarmos, damos forma visível a nosso mal-estar. Ao apresentarmos sintomas concretos e tratáveis, não estamos nos punindo: estamos lançando um pedido de socorro que não conseguimos formular com palavras. Nós nos deformamos para mostrar aos outros e a nós mesmos que estamos sofrendo. Nós nos deformamos para nos defendermos, para nos protegermos. Ninguém é culpado por agir em legítima defesa. Se conseguimos descobrir as causas simultâneas psico-somato-sócio-ecolo-etc. de nosso sofrimento e se gostamos de nós mesmos (repito sempre esta condição), é certo que vamos procurar reparação. Mas, para quem reconhece sua parte de responsabilidade, não é da família, nem da sociedade, que deve ser reclamada a reparação; a própria pessoa é que deve reparar-se. Somente o confronto consigo mesmo e o reconhecimento de sua responsabilidade para com a pessoa que se é, aqui e agora, podem abrir o caminho da cura. Mas, mesmo depois de todo esse trajeto, difícil de admitir e tão difícil de percorrer, não há garantia alguma de que tudo esteja resolvido para sempre. Há em nós um conflito perpétuo, cotidiano, entre a força de vida e a força de morte... e disso nunca ficamos curados.

Não pretendo que estas páginas sejam lidas como a elaboração de uma teoria à qual estou aderindo. Não posso aderir a nenhuma porque não sei falar abstratamente. Estou falando do que é verdade, do que foi vivido, do que aprendi com os sofrimentos e vitórias dos meus pacientes, sobretudo de um canceroso a quem haviam dado alguns meses de vida... há três anos. "Foi a partir do momento em que achei que eu havia sido o autor do meu câncer, que consegui mobilizar todas as minhas forças para procurar eliminá-lo", explicou. Ele também mobiliza a força dos outros. Depois de uma sessão da qual saiu lépido, comecei de repente a sentir-me cansada, cheia de dores estranhas, convencida de que ele tinha conseguido se livrar de sua doença passando-a para mim. Delírio do terapeuta? Talvez em parte. Mas esse homem tem uma força que não se vê nas pessoas resignadas com o infortúnio ou que se comportam como vítimas que "têm que suportar" seu destino. "Suportei uma total..." "Escrevo-lhe para contar tudo o que suportei nestes anos..." Houve inúmeras cartas em que "suportar" era a palavra-chave. E quantas pessoas, sem usar a palavra, só estavam me pedindo para suportar meu tratamento? Do mesmo modo que a autonomia vivida como um absoluto, a submissão pode ser um perigo mortal.

A descrição de uns quinze preliminares que servem de conclusão a *O corpo tem suas razões* provocou um grande número de cartas. Esses movimentos, bem simples e precisos, são destinados, em primeiro lugar, a ajudar o leitor a tomar consciência do que ele não pode fazer, do que os seus enrijecimentos o impedem de fazer. Hesitei em incluí-los, com medo de que fossem considerados receitas de bem-estar ou exercícios a serem feitos a todo custo. No fim, resolvi redigi-los para que o leitor pudesse fazê-los sozinho. Mas, dentre os que me escreveram, foram poucos os que perceberam isso.

Se houve uma leitora que disse "Comecei a fazer os preliminares como uma criança que brinca, isto é, com gravidade", houve centenas de outras que disseram não conseguir fazê-los sozinhas, sem serem observadas, corrigidas, que nem queriam tentar se não fosse sob minha supervisão. "Eu preciso que a senhora me diga se estou fazendo certo." Como se o corpo não pudesse dizer-lhes, como se sua intimidade com o corpo não fosse suficiente para que se dirigissem diretamente a ele, como se o corpo não fosse a sua "casa" mas sim um vizinho que encontrassem anos a fio sem nunca dirigir-lhe a palavra, porque nunca foram apresentados oficialmente.

Outros, achando que as palavras não bastam, pedem-me números. "Quantas vezes é preciso fazer cada preliminar?" "Quanto tempo se deve levar por dia fazendo os movimentos?" "É preciso fazer todo dia, ou basta uma vez por semana?" "Que hora do dia é a mais indicada para tirar o máximo proveito desses exercícios?" Essas perguntas me desanimaram muito, mas deve ser bem difícil e arriscado desfazer a estrutura acanhada de uma vida regulamentada em todos os pormenores, para colocar-se em "ritmo de sensação verdadeira".

Para certas pessoas, esses movimentos preventivos – destinados sobretudo a quem goza de boa saúde – tinham um poder extraordinário. Uma moça, que se queixava de fortes dores de cabeça contra as quais nenhum tratamento tinha sido eficaz, escreveu: "Desde a primeira vez que fiz os preliminares, os distúrbios cessaram." Esses distúrbios seriam provenientes de um bloqueio das vértebras cervicais e teria ela de fato se "autocurado", ou esse sucesso espetacular foi puro resultado da magia das palavras? O fator decisivo teria sido a presença imaginária de uma personagem à qual ela se apegou, personagem que lhe pareceu atenta à sua solicitação, impressionada por seu sofrimento e cuja mão calorosa – por intermédio da descrição do preliminar – a teria tocado? Faço essas perguntas porque houve inúmeras cartas dizendo "a simples leitura de seu livro me fez bem" ou "o que você publicou serviu para curar-me". (Às vezes basta que alguém tenha marcado hora num terapeuta para que dores crônicas comecem a diminuir.) E houve também o caso daquele dentista, eterno asmático, que ao ler meu livro se pôs a respirar tanto e tão bem, que no dia seguinte estava com fortes dores intercostais!

Será que o sofrimento mais freqüente – o que já virou chavão – é mesmo a solidão, o isolamento, a falta de ternura? Talvez a função primordial da imaginação seja aliviar esse mal que se torna insuportável sem ela. "As pessoas gostam de qualquer coisa", disse-me uma vez uma amiga cínica. Sem cinismo, posso de fato constatar que o poder de invenção e de "transferência" das pessoas é proporcional à sua angústia.

Considerações de ordem psíquica à parte, confesso meu embaraço diante de resultados incríveis obtidos por pessoas portadoras de deformações graves; foi o caso de uma senhora que, estando de cama há três anos com uma artrose bilateral dos quadris, deu um jeito de rolar uma bolinha sob os pés apoiando-se na cabeceira da cama. Depois, conseguiu ficar de pé e, bem escorada em duas bengalas, chegou para me contar sua façanha. Deve-se concluir que nem eu conheço o alcance desses movimentos ou que em certos casos, extremamente raros, uma pessoa pode, com o auxílio dos preliminares, desencadear um processo de cura? Uma coisa é certa: os preliminares não são, em si, um fim. O importante é integrar cotidianamente as mudanças que eles podem trazer ao modo de movimentar-se, à inteligência muscular, ao modo de perceber a si próprio e aos outros.

Antes de fazer os preliminares, algumas pessoas pediram que eu garantisse por escrito que "ia dar certo". Se desejavam que minha resposta fosse "sim", deviam também saber que a resposta lógica, realista, só podia ser negativa. Não, não existe nenhuma garantia de que os pequenos movimentos dos dedos do pé ou do ombro possam tirar alguém de uma profunda e longa depressão; ou de que tenham êxito nos casos em que já fracassaram o internamento em hospital psiquiátrico e os tratamentos de quimioterapia. Por outro lado, é possível que em alguma de minhas cartas-resposta – percebida como cordial apenas porque me dei ao trabalho de escrevê-la – tenha havido uma centelha que fez retomar o interesse pela vida. Essa centelha, estou certa, pode ser uma única palavra. Mas, de todas as que usei em cada carta, não sei qual poderia ter tido esse alcance mágico.

Não soube como responder a outras pessoas que me pediram coisas impossíveis, como a moça que me escreveu esta carta "UR-GENTE!!!": "Os médicos dizem que meu pai sofre de uma doença incurável e que só tem três meses de vida. Quais preliminares...?" Seria preciso repetir que mesmo o método Mézières, que cura inúmeras doenças, não é um método-milagre; que um preliminar, como o nome indica, é apenas um primeiro passo, e que para o doente em questão já não restava mais tempo para primeiros passos? Seria preciso dizer que a URGÊNCIA estaria mais em se preparar para enfrentar a morte?

Num plano menos grave, várias pessoas leram mal a descrição do meu trabalho de antiginástica. "O seu livro me entusiasmou e me levou à prática de ioga", começa uma carta. Mas o mais inesperado é o fim da carta, que demonstra bem a confusão da leitora e meus motivos de ser "antiioga": "Como eu tenho problemas com as vértebras lombares, acho que encontrei uma professora competente, pois ela também sofre de artrose."

Mesmo que soe como brutalidade, eu gostaria de deixar bem claro: o que faço nada tem a ver com a ioga (ao contrário do que pensam muitos professores de ioga que me escreveram dizendo quanto o trabalho deles se parece com o meu). O que faço, de olhos bem abertos – tanto os meus quanto os dos alunos –, baseia-se em realidades anatômicas, no respeito ao corpo tal como está construído. Pôr-se de cabeça para baixo é um desrespeito às vértebras cervicais. Bloquear a respiração deforma a caixa torácica. Ficar na posição de lótus acentua os problemas lombares. Como a finalidade da ioga é abstrair do corpo, ultrapassá-lo para encontrar a felicidade e a quietude, só se pode chegar a isso através da repressão dos instintos, da rejeição da memória muscular. Essa finalidade, ligada a uma longa tradição oriental, parece-me estar em absoluta contradição com a busca do ser integral que caracteriza a vida no Ocidente. Ao fazer subir a energia para a cabeça, a ioga e outras práticas de inspiração oriental procuram elevar o adepto acima das preocupações cotidianas, carnais. Mas ninguém se eleva impunemente, como se vê por este fato engraçado e verídico.

Um terapeuta corporal da costa oeste dos Estados Unidos contou-me que tratava regularmente de um adepto bastante enfronhado na meditação transcendental, o qual dominava tão bem o corpo que chegava até a levitar! Mas se ele sabia subir, a verdade é que não sabia descer muito bem, e era o coitado do cóccix dolorido que ele vinha tratar nesse terapeuta, o qual se ocupava das reles realidades da vida.

Para responder a centenas de pessoas que me escreveram a respeito do seu corpo dolorido e deformado, enviei os endereços dos mezieristas das respectivas regiões. A milhares de outras tive que explicar que não tenho alunos que pudesse recomendar-lhes para fazerem antiginástica em grupo e que a intensidade do meu trabalho em sessão individual impõe que eu só aceite um número limitado de pacientes. Essas cartas suscitaram uma segunda leva de correspondência vituperante.

"Pela segunda e última vez, estou *lhe* pedindo que me cure. O seu livro prometia isso e agora a senhora está fugindo..."

"A senhora não tem o direito de escrever um livro assim. Dá muita esperança às pessoas e, quando se recebe a sua resposta, acabou..."

"Logo, o seu livro leva a gente a querer consultá-la e, ao responder, a senhora dá o nome de outros terapeutas..."

Comunicando-se com uma certa Thérèse Bertherat fictícia que falava exclusivamente para elas e que se colocava à sua inteira disposição, essas pessoas ficaram com raiva da mulher real que as abandonava. Não adianta explicar que escrevi um livro para ajudá-las a se verem e a se curarem por outros meios (existem hoje mais de quinhentos mezieristas, muitos dos quais fazendo um excelente trabalho). Não adianta explicar que eu já estava sobrecarregada antes de escrever o livro e que faço questão de conservar a integridade do meu trabalho. Não adianta falar da realidade. Se essas cartas ásperas, com tom de represália, me atingiram, o que mais me tocou foi a tristeza dessas pessoas. Porque, ao responder, desfiz um sonho para aqueles que vivem de sonhos, que preferem sonhar com a vida em vez de vivê-la.

· 2 ·

Depois da publicação de *O corpo tem suas razões* tive uma série de conversas, sempre surpreendentes, com leitores que vieram me consultar. Uns descobriram que eu não era quem eles pensavam. Mas, em sua maioria, ficavam espantados ao perceber que não eram aquilo que julgavam e que o motivo que os havia trazido era diferente daquele que haviam formulado.

Sentada na sala de espera, uma jovem morena – tão aprumada que deixava de ser elegante – ergueu os olhos do jornal, olhou-me e voltou à leitura. Fui até a porta com meu último paciente e voltei pela sala de espera. A moça continuava lá. Olhou o relógio, fez um gesto de impaciência, crispou os maxilares já bem apertados e continuou lendo. Aproximei-me e perguntei por quem esperava. Olhou-me meio brava e disse: "Tenho hora marcada com Thérèse Bertherat." Sorri, dizendo-lhe que era eu. Fez uma leve careta de espanto e respondeu: "Pensei que a senhora fosse mais diáfana." Atrapalhada, levei um minuto para me lembrar que a foto da capa do livro era meio azulada. Convidei-a para entrar na saleta ao lado. Levantou-se devagar, hesitando um pouco, como se tivesse se enganado ou mudado de idéia.

Enfim, sentadas uma frente à outra, esperei que ela falasse; continuou, porém, em silêncio, olhando-me como se eu fosse mesmo transparente.

– Fale, disse ela, estou escutando.

Disse-lhe que ela é quem havia marcado hora e perguntei o que queria de mim.

– Depende exclusivamente do que a senhora pode me dar.

– Você leu o livro?, perguntei, para dizer alguma coisa.

– Sim, respondeu, mais séria do que nunca.

– Parece que não gostou.

– Não, do livro gostei, mas... Como se de dentro da boca ela terminasse de dar a última aparafusada nos maxilares, soltou: "Decididamente, a senhora não me impressiona! Prefiro o livro."

E saiu rapidamente, deixando-me pasmada.

•

Sentada no bar-restaurante vizinho do meu novo local de trabalho, eu fumava um cigarro enquanto esperava uns amigos com quem iria jantar. Tinha pedido um coquetel de vodca com suco de tomate, que o garçom ainda não tinha trazido.

Preocupada com a história do paciente que acabara de atender, mal vi um homem esquelético, de olhar alucinado, que estava sentado na mesa em frente, tomando água mineral. Quando o garçom chegou com o coquetel, o homem pulou e dirigiu-se a mim:

– É mesmo a senhora, não é?, disse com a voz tremendo.

– Parece-me que sim, respondi irritada, pensando tratar-se de um novo estilo de paquera.

– Tenho hora marcada amanhã com a senhora, mas não vou mais.

– Paciência.

– Eu tinha hora marcada com a Thérèse Bertherat que escreveu o livro. Não com a senhora.

Interessada, perguntei-lhe o nome. Ele disse e reconheci, de fato, o nome de um de meus leitores que eu deveria atender no dia seguinte. Não respondi nada e estendi a mão para o copo. Mas o homem segurou-o antes de mim, cheirou-o e fez uma careta horrível: "Isto tem álcool e, além disso, a senhora fuma." Afastou-se duro como um robô, exclamando: "É uma enorme decepção." Em seguida, com suas sandálias abertas, saiu para o frio da rua, pois estávamos em pleno inverno.

Acho que, como esse senhor, muita gente associa meu trabalho – cujo objetivo é tornar mais flexível tanto o comportamento quanto o corpo (pois um decorre do outro) – à obrigação de uma implacável higiene de vida. Não podem ouvir a palavra "corporal" sem antes acrescentar "punição" ou "privação" ou "disciplina". Mas, a meu ver, o trabalho sobre o corpo – que permite tomar consciência das repressões e suprimi-las – de nada adianta, se aquele que o pratica se impuser outras, ainda mais coercitivas: proibição de um cigarro, de uma bebida, de uma guloseima da qual se tem mesmo vontade, em nome do ascetismo absoluto, de uma ética superior que governa com muita tirania o seu corpo, a sua vida e a sua visão do mundo.

•

Eles haviam escrito três vezes, usado uma fita quase inteira da minha secretária eletrônica pedindo para marcar hora, insistindo com minha assistente, sem nunca dizer do que se tratava.

Deparei com um jovem casal, ele com uns vinte e cinco e ela com vinte e dois anos.

– É para ela, disse ele.

– Tenho a bacia torta, disse a moça, não é bom para a criança.

– Você está grávida?

Ambos coraram.

– Não, estamos noivos, só vamos casar daqui a um ano e meio.

– De que criança se trata, então?

– Da que vamos ter: queremos três, com um intervalo de dois anos entre cada uma. É o melhor, disse ele.

– Para as crianças, acrescentou ela.

Ambos me explicaram o quanto era urgente que ela começasse a pôr a bacia no lugar. Respondi que, de fato, a bacia dela era bem arqueada mas que não me parecia que isso pudesse prejudicar a eventual gravidez.

– É preciso que meu filho nasça nas melhores condições, mesmo que, para consertar a bacia, eu tenha que me operar!

Disse-lhe que uma operação me parecia de todo desnecessária.

– Eu sabia que a senhora podia nos ajudar, concluiu a moça.

– Temos confiança na senhora, continuou o rapaz, queremos pedir-lhe ainda outras informações.

Tirou uma caderneta do bolso do paletó.

– Primeiro, queremos o nome de um ginecologista homeopata que trabalhe junto com um médico parteiro que use o método Leboyer; segundo, um médico parteiro que use o método Leboyer; terceiro, uma ama-de-leite, caso o leite da mãe seja fraco ou insuficiente.

– É só?

– E quarto, o endereço do melhor pediatra-homeopata de Paris.

A moça tornou a falar.

– Vamos fazer sacrifícios, mas queremos para nosso filho o que há de melhor. Queremos que ele tenha tudo o que não tivemos.

Dei-lhes o nome de alguns mezieristas com quem a moça poderia tratar as costas. Não dei os outros endereços pedidos. Disse-lhes, primeiro, que não achava bom organizar tão minuciosamente a vida da criança antes do nascimento... nem depois; segundo, que a meu ver eles estavam fazendo um mau uso de bons métodos; terceiro, que o que podiam dar "de melhor" ao filho era eles próprios. Foram embora decepcionados, sem esconder a raiva por terem sido enganados pelo meu livro, por se terem enganado de porta.

•

Ela chegou com vinte minutos de atraso, explicou que se tinha enganado de ônibus e, depois, de prédio. Era magra, arisca, com bonitos olhos claros que não olhavam de frente. Tinha um pequeno tique: virava a cabeça de lado como se tivesse medo de que alguém a estivesse seguindo.

– Tenho trinta e quatro anos, não, trinta e cinco. Tive três abortos, não, quatro. Toda a vez que fico grávida há risco de vida. Para a criança, ou seja, para o feto. Não consigo ir até o fim da gestação. Na última vez fiquei hospitalizada desde o segundo mês. Fiquei em repouso no hospital. Cuidaram bem de mim, não foi culpa deles.

Deixei-a falar. Aliás, se eu a tivesse interrompido acho que ela não teria escutado. Explicou-me que tinha esperado até "a última hora" para se decidir a ter filhos, ou seja, até a idade de trinta anos; em seguida, esperou até "depois da última hora", trinta e dois anos e, desde então, ela concebia e perdia o feto regularmente. Os ginecologistas tinham aventado algumas justificativas fisiológicas, mas não estavam muito convencidos – e nem ela.

– O que é que a senhora acha?

Sem aguardar a resposta, continuou:

– Quer ajudar-me a conservá-lo, nem que seja durante sete meses? Depois eles podem fazer uma cesariana, pôr a criança na incubadeira. Enfim, depois eles se arranjam.

Ela olhou de novo para trás, parecendo bem mais interessada pelo quadro da parede do que por minha resposta. Aliás, como resposta eu só tinha a pergunta:

– Por que você quer ter um filho?

Quando ela se virou, os olhos estavam cheios de lágrimas.

– Eu não quero ter filhos, disse.

Seu rosto mostrava a expressão bem peculiar de alívio e incredulidade, própria de quem ouve a sua verdade pela primeira vez.

– Estou aqui para dizer à senhora e a mim mesma que não quero um filho e que não vou ter filhos.

Depois que ela saiu, fiquei pensando em outras mulheres que conheço e que fizeram mil coisas para conseguir ter filhos – que não queriam. O corpo delas recusava a criança, tentava rejeitá-la, mas elas não escutavam o próprio corpo. Escutavam, sim, o médico, como também haviam escutado a tradição, o dever e todos os maus motivos que acharam para se convencer de que, a todo custo, tinham que ter um filho. Acho que as modernas técnicas para evitar o aborto deveriam ser destinadas às mulheres que desejam de fato ter filhos e que não conseguem por causa de más-formações do próprio organismo. Pessoas há que vão se escandalizar com minha atitude. Não posso mudar; tenho muito respeito pelo corpo das mulheres... e das crianças.

•

É uma grande atriz de cinema e de teatro. Mas é, antes de tudo, uma estrela. Ao marcar hora, escolheu a mais tardia possível: uma estrela brilha à noite. Durante vinte minutos ou meia hora, não sei bem porque não senti passar o tempo, ela falou de si mesma. Da angústia dos cinqüenta anos que estão chegando, dos acidentes que, nas temporadas, lhe põem a vida em perigo, de sua dependência dos soporíferos, da filha de quem não gosta e que não gosta dela, dos inúmeros tratamentos e operações cuja finalidade é manter e consertar seu "instrumento" (é assim que ela chama o corpo).

Ao terminar seu relato, estávamos ambas comovidas. Durante um momento só pensei em ajudá-la, em tirá-la daquilo. Ela abaixou os olhos, procurando na bolsa um lenço e um espelhinho. Pude então olhar para ela sem ficar sob o fascínio do seu olhar; pude enxergá-la. Vi um rosto que não era e nunca fora bonito, um corpo magricelo, pouco harmonioso. Vi uma mulher "feita" e por quem eu nada podia fazer.

Ela se fez para a sua profissão, para a única paixão de sua vida. Assim como ela trabalhou a voz, para que alcançasse até a última fila dos grandes teatros, também projetou exageradamente o busto para ser destacado pelas luzes e manteve o porte de cabeça para se projetar avantajadamente diante da câmera. Ela tinha se "produzido" para conseguir dar o máximo no palco, na tela, e tinha conseguido. Estava cheia de dores, mas aceitava-as como troféus do ofício. Ao contrário dos trabalhadores manuais ou dos que exercem tarefas sedentárias e que, com o correr dos anos, vão forçosamente acumulando deformações profissionais, ela tinha feito tudo antes "de entrar para o convento", segundo suas próprias palavras, para se dobrar, para se amoldar às exigências da profissão.

– Parece-me que você é capaz de fazer maravilhas, disse-me com um sorriso malicioso que contrabalançava o elogio. Eu quero entregar-me em suas mãos mas... (pequeno silêncio)... não gostaria que você me "melhorasse" demais.

Devolvi-lhe o sorriso, disse que, se viesse, seria para encontrar o que havia e marquei hora para a semana seguinte. Seu assistente telefonou para avisar que ela teve que viajar...

.

– Vim vê-la como colega, disse-me ela.

– A senhora é cineseterapeuta?

– Não, sou médium. Ela me olhou por trás dos grandes óculos e das lentes grossas. Eu sei que você também tem o poder de desfazer feitiços.

Depois, ficou quieta. Eu também não tinha nada a dizer. Essa mulher parecia uma espécie de exorcista da aldeia dos meus avós – mulher prematuramente envelhecida, dotada de tal força física que a tornava conhecida mesmo de quem não sabia dos seus dons.

– Enxergo muito bem, continuou minha interlocutora. Uso óculos para me proteger, para ficar por trás deles. E você, o que faz para se proteger?

Senti-me em perigo, de repente, terrivelmente vulnerável, não diante dessa mulher, mas sim diante de meus pacientes, de meus alunos, de todos os que vieram me procurar ou que me escreveram.

– Nada, respondi muito baixo, não faço nada.

– Eles acabam comendo você, murmurou.

Explicou-me que tinha sido um bebê feliz, sorridente, mas que aos dois anos teve muito medo.

– De quê?

Continuou sem dar mostras de me haver escutado. A partir desse medo, ela sabia que precisava ficar muito atenta, sem se distrair um só instante, à espreita do perigo que podia reaparecer.

– Foi assim que me veio o meu poder. Não pense que a gente nasce com ele. Veio porque nós – ergueu os olhos para me incluir – tínhamos a obrigação de abrir bem os olhos, os ouvidos, os poros. E, agora que temos esse dom, os outros podem aproveitar.

Disse-lhe que eu não tinha dom nenhum, que eu dominava, isso sim, uma excelente técnica e que dava, no meu trabalho, tudo o que tinha...

– Comigo você não precisa fingir, disse-me.

E, sem esperar novos protestos de minha parte, explicou que estava esgotada, que temia por sua saúde, que de tanto eliminar o mal e fazer falar os mortos dos outros não lhe restava energia suficiente para viver a sua própria vida.

– Meu marido e meus filhos estão fartos de verem como me arrasto o dia todo.

Indiquei-lhe o nome de uns três mezieristas de sua região. Agradeceu-me e antes de sair disse:

– Quando comprar os óculos, escolha uns bem grandes e grossos, como os meus.

•

– Gostei muito do seu livro sobre a anticura.

Levantou depressa a cabeça como para agarrar as palavras ainda suspensas no ar.

– Como é mesmo o subtítulo do livro?

– Autocura e antiginástica.

– É isso mesmo, gostei muito do seu livro sobre a autocura e queria começar um tratamento com a senhora.

Esse senhor de sessenta anos, advogado, pai de família, ex-combatente, falou-me de sua vida e, enfim, de seu ferimento de guerra que lhe deixara o joelho duro e a perna arrastando.

– Sempre me disseram que com um pouco de reeducação... Mas nunca tive tempo. Agora, decidi...

Ele mesmo se interrompeu e, com aquela expressão à qual comecei a me habituar, pareceu surpreso ao dizer:

– Pensando bem, não. Faço questão do meu ferimento. Sabe como é: uma espécie de troféu, de lembrança...

– O senhor veio então me dizer que não quer mudar.

Ele emitiu um som, um quase riso ou suspiro, e continuou a falar do livro.

– De fato, o que mais me interessou não foram as histórias de pessoas que se curaram mas sim a daquela senhora – acho que tinha uma grave escoliose – que interrompeu as sessões com a senhora no momento exato em que ia ficar boa.

Não era a primeira nem a última vez que eu escutava essa frase. Muitos leitores e pacientes ficaram fascinados por esse exemplo tão nítido de uma recusa de cura. Também eu acho apaixonantes os mecanismos flagrantes ou sutis que as pessoas usam para ficar como são, mas pensando que querem mudar. É um dos motivos pelos quais estou escrevendo este segundo livro.

· 3 ·

Alguns começam a construir as barreiras de resistência antes mesmo de começarem o tratamento. Outros esperam a primeira sessão. Leitores que pude receber vieram me mostrar suas cicatrizes, suas deformações catalogadas pelo saber médico, suas mazelas, seu descontentamento. Tinham a impressão de estar descrevendo o pior e esperavam de mim soluções e consolos. Mas desde a primeira sessão descobriram que o mal não estava onde supunham. Descobriram bloqueios e tensões de que não suspeitavam, de que sofriam sem tomar consciência, sem poder falar. Descobriram que só podiam contar o que era superficial, bem pouco em comparação com as dores profundas escondidas em seus músculos, tecidos, pele; bem pouco em comparação com as feridas entreabertas que porejavam no inconsciente e contaminavam cada experiência nova. Descobriram a impossibilidade, naquele momento, de dominar a dor ou de negá-la. Descobriram um trabalho mais difícil, infinitamente mais arriscado do que haviam imaginado ao ler o livro que lhes agradara e no qual se tinham mirado. Tais descobertas os deixaram muito preocupados. Alguns entraram em pânico.

Cada um dos que vieram me procurar achava que queria se livrar do desequilíbrio que faz rilhar os dentes, enrijecer o olhar, a nuca, a bacia, que impede a respiração, o desequilíbrio que diminui as alternativas de ação, que torna escravo dos automatismos. Mas esse desequilíbrio era conhecido, era o *seu* desequilíbrio, tranqüilizador embora difícil de manter. Cada qual tinha tido um trabalhão para descobri-lo – literalmente um trabalho "louco" –, porque o objetivo de sua organização pessoal e precária era impedir que um mal grave demais, inadmissível – físico ou psíquico – chegasse até a consciência. Antes mesmo do uso da palavra, ele já estava criando o seu desequilíbrio e, com o tempo, o havia fixado no corpo; agora, confundia esse desequilíbrio, tão velho quanto ele, com a sua natureza profunda.

Mas cada uma dessas pessoas, quando se viu vestida com menos roupa, deitada no chão de uma sala estranha, deve ter-se sentido terrivelmente vulnerável; a criação de toda a sua vida estava em perigo. Se por acaso desmoronasse, o ser que havia sido desapareceria junto com ela. O ser conhecido não existiria mais: estaria morto. Esse era o medo mais freqüente nas primeiras sessões.

E, até certo ponto, justificado. Porque, ao ler o livro, cada um desejou ser iniciado num outro modo de ser. Mas, desde o primeiro rito iniciático, percebeu, como explica Mircea Eliade, que "qualquer passagem de um modo de ser para outro implica necessariamente o ato simbólico de morrer. É preciso morrer para a condição anterior a fim de renascer num estado novo..."[1]. Não é de admirar que certas pessoas tenham relutado diante dessa passagem. Alguns a rejeitaram integralmente com estas palavras: "Não, não quero mudar!" Outros me transmitiam o mesmo recado por meio do corpo que se inteiriçava, tremia, gelava, desmaiava em minhas mãos. Outros ainda conseguiram isso através de meios mais ambíguos, mais sutis.

Por vezes, no decorrer de uma sessão, pergunto ao paciente o que está sentindo. Há os que se esforçam para descrever suas sensações físicas com precisão, ou os que aproveitam para se queixar da dor "insuportável" que lhes causo (mas suportável até o

---

1. Mircea Eliade. *Ocultismo, bruxaria e correntes culturais: ensaios em religiões comparadas*. Belo Horizonte, Interlivros, 1979.

momento em que os convido a falar). Outros descrevem imagens ou se entregam a uma livre associação de idéias. E outros, ainda, não têm palavras para responder à pergunta; não conseguem dizer, no momento, e talvez nunca, e não insisto.

Vincent, desde a primeira sessão, responde – mas com outra pergunta: "O que devo sentir? Qual é o efeito exato buscado com esta postura?", pergunta ele. Sucessivamente sua voz é suplicante, carinhosa, ameaçadora. Sei que ele quer que eu lhe sopre a resposta que espero dele, sei que procura saber qual reação me daria mais prazer ou me deixaria triste. Fico calada. Continuo trabalhando a sua nuca enquanto ele, deitado de costas, me olha obstinado, procurando no meu rosto alguma expressão que lhe revele "o meu pedido".

Só deve perceber minha concentração, talvez um trejeito de esforço. O rosto dele exprime frustração, raiva. Quanto a seu corpo, negado, esquecido, quase já não está deitado no chão, mas sim suspenso, apoiado apenas nos calcanhares, nádegas, omoplatas.

– Diga-me o que espera de mim!

– Para que você se apresse a me oferecer isso?

Silêncio.

– Para que você se apresse a não me oferecer isso?

Re-silêncio.

Quando ouço de novo sua voz é a de um menino arrependido.

– Eu queria lhe ser agradável. Que a senhora gostasse de trabalhar comigo.

Digo que acredito, que ele é muito amável.

– É só isso que tem a me dizer?

– Você quer que eu diga outra coisa?

– Sim.

Não digo nada. Dali a um momento, Vincent continua:

– Queria que a senhora dissesse que me preocupo com os seus sentimentos e satisfação, para não me preocupar com os meus. Queria que me dissesse que quero entregar o que espera de mim para não me entregar a mim mesmo. Por que a senhora não me diz isso?

– Porque você mesmo pode perfeitamente dizer.

Durante as sessões seguintes, Vincent contou que está em análise há doze anos e já no terceiro psicanalista.

– Mas eles não encontram. Nenhum deles. Achei que talvez a senhora encontrasse.

– Encontrasse o quê?

– Ora, o traumatismo inicial! Deve estar marcado em algum lugar do meu corpo.

Ele começa a raspar o braço, como se o traumatismo estivesse ali. Em seguida:

– E a senhora, acredita no traumatismo inicial?

– E você?

– Acho que é melhor.

Tanto quanto seus psicanalistas, não o encontrei, é claro. Vincent tinha como preocupação máxima a busca de um acontecimento único, de um único momento decisivo, "como num mau romance psicológico", dizia ele. Pretendia chegar assim a uma "iluminação", mas de fato todo o seu esforço consistia em apagar e desvalorizar qualquer outra descoberta. Doze anos de análise e, atualmente, esse trabalho sobre o corpo, não para encontrar o que lhe escapa, mas sim para escapar ao que deve ter encontrado e não consegue admitir; não para seguir o fio condutor mas, sim, para nele melhor se enrodilhar.

•

Deitando-se com cuidado no chão, ela dá um lindo sorriso e diz:

– Sinto dor nas costas.

– Isso lhe dá vontade de sorrir?

Ela não se atrapalha, ergue como pode os ombros e responde:

– Quando tenho dor nas costas não me sinto angustiada.

A sessão transcorre bem. Ela procura entender como o seu corpo se organiza. Quando lhe peço que se sente, ela o faz sem dificuldade. Com o olhar meio bravo e os lábios apertados, diz:

– Não estou sentindo mais dor nas costas.

– E por isso você está aborrecida?

– Quando não sinto dor nas costas, fico angustiada.

– E como vamos fazer?

Ela já tinha pensado nisso.

– Talvez a gente consiga arranjar as coisas. Se a senhora pudesse me consertar um *pouco* as costas...

– E se o seu psicoterapeuta puder consertar um *pouco* a angústia...

– É isso, disse aliviada por eu ter compreendido logo.

Respondo que não é nada disso. Ela não desiste.

– Se estou entendendo bem, você não pode conseguir nada sem a minha cooperação.

– É claro que não.

– Então vou continuar a vir e a cooperar o suficiente para melhorar um pouco.

Fico quieta.

– A senhora não vai me curar, não é?

– Contra a sua vontade? De qualquer jeito, você conseguiria se defender.

– Mesmo que a senhora queira, não vai me enganar, disse a menininha que há nela.

Há meses ela vem para dosar dor física com dor psíquica. Não sei se, no fundo, ela acha que está ganhando ou perdendo, mas de uma coisa tenho certeza: é ela que comanda o jogo.

•

Muitos esperaram bastante tempo, uns dois anos, até que eu os pudesse receber. Insistiram por escrito, tiveram um trabalhão para achar meu endereço profissional e vieram para reforçar seu pedido. Quando enfim chegaram para a entrevista tão esperada, encontraram-se diante de si mesmos. Preferiram não se reconhecer e fugiram.

O encontro "frustrado" mais espetacular foi o de Miranda. Cheguei bem cedo e já encontrei sentada no capacho uma criaturinha toda angulosa: o rosto escondido por trás de longos cabelos negros está apoiado sobre os joelhos dobrados. Ela leva um tempo para se endireitar e me estender a mão seca e fina com unhas compridas, como garras de ave de rapina.

– Miranda de Castro, do Brasil, disse com um sotaque bem forte.

Ao lado uma mala de papelão.

– Cheguei esta manhã.

– Do Brasil?

– Sim, vim de propósito para vê-la. Cheguei às 4 da manhã e fiquei à sua espera.

Explica-me que não escreveu, com medo de que eu não aceitasse seu pedido, e que foi bem difícil conseguir meu endereço.

– Sou psicóloga – e emendando, como uma desculpa –, aplico testes e também faço pesquisa na universidade. Posso ficar dois meses em Paris para trabalhar com a senhora. E ainda: Fiz psicanálise – durante seis anos.

Entramos e proponho-lhe que venha ao meu grupo das segundas-feiras. Concorda e pede-me também uma sessão individual. Só posso lhe marcar hora para o mês seguinte, pelo que peço desculpas. Ela diz que está tudo bem assim e insiste para me dar o endereço da amiga em casa de quem está alojada.

– Se por acaso lhe sobrarem uns minutos, gosto muito de conversar por telefone.

No grupo da segunda-feira, ela chega de *colant* preto com pés, e com uma malha de mangas compridas e gola olímpica. Explico que é importante que eu veja seus pés e que ela possa mexê-los com facilidade; pergunto se ela pode cortar o *colant* na altura dos tornozelos. Recusa-se terminantemente. Proponho emprestar-lhe outro *colant*. Recusa com mais força ainda. Recusa-se também a deitar no chão e a fazer o mínimo movimento. Num canto da sala, próximo à porta, ela fica dobrada como estava no capacho. É a primeira a sair. Não volta na segunda-feira seguinte. Preocupada, telefono para o número que ela me tinha dado. Miranda pede desculpas, diz que não pode vir ao grupo, mas que faz questão da sessão individual. Quando ela chega, diz que não vem ao grupo por falta de dinheiro. Lembro-lhe que ela dissera ter vindo do Brasil para me ver. Diz que é a pura verdade, que não tinha nenhum outro motivo para estar em Paris, de que, aliás, não gosta, e que nunca saía do apartamento da amiga.

— Mas acontece que não tenho dinheiro.

Respondo que a viagem era cara mas os grupos não. Talvez ela também estivesse sem dinheiro para comer...

— Isso não tem importância. Comer me dá enjôo.

Não insisto mais, proponho-lhe uma sessão gratuita e peço-lhe que tire a roupa. Solta um suspiro que lhe sacode o corpo todo, tira devagar o casaco, as botas, uma saia comprida preta e vira-se para mim vestida com o *colant* preto com pés e com a malha de mangas compridas e gola olímpica. Digo que não posso tratá-la assim. Ela responde, como se fosse evidente, que não pode me mostrar a pele.

— Conhece essas aves que comem coisa podre?

— Os corvos?

— Isso mesmo.

Pergunto por que ela fez uma viagem dessas se não pode me mostrar o corpo.

— Mas estou mostrando, diz o corvo preto; ninguém vai pedir a um pássaro que arranque suas penas.

Mesmo afirmando o que lhe parece evidente, ela conserva um ar perplexo. Diante de seu silêncio, pergunto:

— E o seu psicanalista, o que acha do corvo?

– Deve estar pensando que o corvo voou para sempre. Eu também pensei que tinha acabado essa história de corvo.

– Mas...?

– Mas no psicanalista a gente não tira a roupa.

•

– Sou escritora, apresenta-se ela.

Feminista de vanguarda, autora de um livro sobre a empregada doméstica desde a Antiguidade, uma obra séria, é uma mulher corajosa, generosa, engajada politicamente. Tem um corpo grande, anguloso e com marcas de esbarrões – o que prova o seu desajeitamento.

– Vivo dando esbarrões, mas pode estar certa de que amo meu corpo. Meu corpo é a minha melhor amiga.

Acho a amiga rígida e inflexível mas não digo nada, deixando que a escritora chegue sozinha a essa descoberta. A sessão transcorre relativamente bem, talvez com alguns grunhidos e barulhos guturais suplementares para demonstrar-me a participação ativa. No fim, o rosto da escritora se enruga pela concentração.

– Estou pensando se o bem-estar que experimento agora compensa a dor que senti durante a sessão.

Deixo que ela continue fazendo seus cálculos e proponho outra hora. Mas ela não pode marcar nada antes de um mês porque vai viajar para fazer umas pesquisas para o próximo livro.

Um mês depois chega o dia da hora marcada e é uma moça de catorze anos que está na sala de espera.

– Mamãe passou-me a hora dela. Não pode vir. Está "escrevendo", disse revirando os olhos.

Explico à moça que não trato as pessoas com quem não tive uma entrevista prévia e que, de qualquer forma, não aceito adolescentes – pelo menos os que são mandados como caução ou presente pelos pais. A moça parece compreender bem o que estou dizendo. Ela pede que eu não fique com raiva da mãe.

– Mamãe não quer que a senhora a ajude. Não agora, não enquanto ela estiver escrevendo o novo livro. Para ela é preciso sofrer enquanto escreve.

Revira de novo os olhos e me lança um olhar cúmplice.

– A senhora sabe como ela escreve?

– Escreve bem, respondi para ser amável.

– Quero dizer fisicamente, diz a jovem. Ela escreve na cama, com a máquina de escrever em cima dos joelhos. Quando ela se levanta, está cheia de dores nas costas, mas contente. Ela disse que vai voltar aqui quando tiver terminado o livro e que aí ela estará arrebentada. A senhora vai ter que pôr mãos à obra, disse ela.

– E você, o que diz disso tudo?

– Eu, eu acho que minha mãe não se conhece tão bem quanto pensa.

Eu diria que ela despreza o corpo que pensa amar. Esse desprezo se reflete no desprezo que ela manifesta pelo terapeuta, ao mandar uma substituta para a sessão. Não lhe passaria pela cabeça mandar um substituto para a sessão no psicanalista.

Decididamente, quem se orgulha de fazer um trabalho intelectual quase sempre se descuida do corpo... mesmo quando esse trabalho consiste também em militar pela liberação do corpo. Independentemente das declarações de amor, de camaradagem, o corpo continua sendo considerado como servo submisso da cabeça, como empregado explorado. Até parece que a cabeça é de origem superior à do corpo, tendo direito a alguns privilégios de classe. Por ironia, essa desigualdade "política" no interior das pessoas pode mantê-las num desequilíbrio sutil, desconhecido e que certamente lhes é necessário.

•

Odile é uma moça arrogante, com um ar esnobe. É o tipo *hippie* revisto e corrigido por um costureiro, por um cabeleireiro e por um criador de sapatos sofisticados, mas que não conseguiram esconder suas costas curvadas, um começo de corcunda de que ela nunca me falou. O motivo de sua vinda:

– Procuro esclarecer minha relação com o meu ser profundo. Em sua família, os homens são mais para o "campo editorial", as mulheres mais para tudo o que é "psi". Odile é tradutora e afirma ser perfeitamente trilíngüe.

Depois de meia hora de trabalho, seu rosto está lívido e o corpo todo transpirando. Pergunto como se sente. Impávida, responde:

– Muito bem. Sinto-me em harmonia com o universo.

Continuo. O que estou fazendo certamente está causando dor. Pergunto de novo como está-se sentindo:

– A senhora está perguntando ao meu ego consciente ou ao meu ego inconsciente?, responde ela num tom tão gelado quanto a sua pele.

Entendi: as três línguas de Odile são o francês, o místico e o psicanalítico, sendo que a palavra "corcunda" não existe em nenhuma delas. Meu trabalho deveria pois consistir em levá-la a reações contra as quais nenhuma língua conhecida pudesse ajudá-la, em fazê-la encontrar seu corpo de criança, o qual não teria palavras para se defender.

•

A criança. É o que vejo em cada um dos meus pacientes e às vezes de forma palpável. Toco em seu corpo "de antes"... de antes dos primeiros ferimentos cuja cicatriz frágil e porosa vai funcionar como filtro através do qual cada nova experiência tem que passar para sair mesclada, desviada, imbuída, infectada com minúsculas partículas do passado. Toco em seu corpo de antes e sinto o que poderiam ter sido se... E cada vez que toco na "velha criança" que ninguém conseguiu matar, na criança escondida que está prestes a saltar, ou então encolhida, bem viva embora pareça morta, a paixão que tenho pelo meu trabalho se reanima. Recupero o entusiasmo que pude transmitir no meu primeiro livro e um impulso de esperança que mais uma vez tento traduzir em palavras. Mas contenho-me. Não quero provocar de novo, no meu leitor, a tendência à fantasia, a conivência com o meu entusiasmo, com uma esperança de que poderia fazer mau uso. Ler é fácil mas a arte de enfrentar, de achar a si mesmo é indizivelmente difícil. (No *Diário* de Paul Claudel: "Etimologia de achar – *turbare*. Para achar é preciso antes tirar do lugar, criar desordem e confusão, mexer o fundo.")

É melhor falar da particularidade do meu trabalho, que consiste em "tocar". Escuto os que vêm me procurar: falo com eles, vejo as receitas que trazem, as radiografias, os corpos. Mas, principalmente, toco neles, exploro seus tecidos e músculos: situação ambígua. Pôr a mão: expressão ambígua. Vou tentar destrinchar essas ambivalências, cheias de sentido e de conseqüências para os pacientes e para mim, contando alguns incidentes que aconteceram no início do tratamento de três novos pacientes.

Emile é um jovem psiquiatra que segue a velha escola. Adepto do eletrochoque e, até, da lobotomia. Gosta do "behaviorismo", isto é, das tentativas de eliminar o comportamento indesejável do paciente punindo cada ação negativa com choques elétricos, com cheiros nauseabundos, com ultra-sons insuportáveis, e assim por diante.

Enquanto tira a roupa, vai contando que trabalha num laboratório assim como no "lar" para rapazes de doze a dezoito anos do qual seu pai, também psiquiatra, foi diretor até se aposentar. De calção, Emile vira-se para mim e diz:

– Felizmente tenho o físico adequado ao emprego.

Entroncado, com perna curta, ele agravou suas deformações pelo trabalho sobre os músculos, que parecem permanentemente inchados ao máximo.

– Isso não é nada, respondeu, como se eu lhe tivesse feito um elogio. Se a senhora visse o meu pai... vinte anos atrás, lógico.

Fico calada, e Emile começa a descrever os lumbagos que, há três anos, lhe atrapalham a vida.

– Peço-lhe que vá com força.

Começo a trabalhar e imediatamente ele fica muito pálido, transpirando.

– Sinto um suor frio, consegue dizer tiritando.

Pergunto se quer que a gente pare um pouco.

– Não, pode continuar. Não preste atenção em mim.

Não faço comentários sobre este pedido incrível, e continuamos.

– Não sou só eu, diz Emile. Minha mulher também tem lumbago. A gente precisa ter algo em comum. Quer que eu fale da minha mulher?

– Como queira.

– Com minha mulher não dá certo. Foi sempre assim. Ela não me quer. Na cama, quero dizer.

– E você?

– Foi meu pai que a escolheu. "Para você é melhor uma moça assim", disse-me.

– Assim, como?

– Fria. Fria como minha mãe.

A temperatura fria do corpo de Emile torna-se assustadora. Volto a perguntar se não quer que eu pare um pouco. Fica zangado.

– Será que a senhora está cansada?

Em seguida, fica em silêncio até o fim da sessão, cansativa demais para ambos.

Depois de vestir-se, senta-se diante da minha mesa para marcar a próxima sessão. Procuramos um dia que convenha aos dois quando, de repente, ele esconde o rosto nas mãos e se põe a soluçar. Ouço:

– Se eu pudesse, eu o matava! Se a senhora soubesse o que ele me fez. Eu não tinha nem doze anos...

Comovida, coloco espontaneamente a mão em cima da dele. Os soluços estancam. Ergue a cabeça e me olha com ódio.

– A senhora segurou minha mão para me fazer falar! É inadmissível. Não é... o seu trabalho.

Respondo com a máxima calma que tinha feito esse gesto, condoída, sem pensar.

– A senhora se envolve demais, disse o "psi" que havia dentro dele.

Lembro-lhe que há pouco eu tinha posto a mão em todo o seu corpo sem que ele protestasse.

– Uma coisa não tem nada a ver com a outra. A senhora está misturando tudo.

Depois, com um tom de desprezo:

– A senhora nem me fez sentir dor.

Emile não marcou outra hora. Soube mais tarde que ele foi-se tratar com um psiquiatra, um senhor, colega do pai. Até esse incidente eu pensava ter, como todo o mundo, duas mãos. Percebi então que tinha, como todos os que devem tocar profissionalmente o corpo dos outros, tantas mãos quantos modos existem de receber essas mãos. (Também pensara ter escrito apenas um livro, para perceber só depois, pelas cartas, que dera origem a um número de livros quase idêntico ao número de leitores.) O gesto espontâneo de minha mão sobre a de Emile foi recebido por ele como inconveniente, fora dos limites profissionais por ele admitidos. Mas qual é a minha profissão? Cineseterapeuta? Há anos recuso essa denominação tão restrita que corta, aos que a possuem, qualquer possibilidade de curar. Psicoterapeuta? Não. Eu queria ser apenas terapeuta: uma pessoa que trata. Tentar assim não cair na eterna dualidade corpo-cabeça, evitando a especialização que não corresponde a nenhuma realidade do ser. Eu queria ser precisamente um ser, uma mulher que trata. Mas tal desejo foi frustrado por certos pacientes que não admitem que eu possa ser e ser terapeuta. Exigem neutralidade e benevolência, sem falha aparente (ou táctil). Ou, como Emile, neutralidade e violência. Por isso me acontece – a mim, cujo trabalho consiste em suprimir as repressões – de ser reprimida, de me sentir de mãos atadas.

Se recuso a especialização e me tornei consciente das múltiplas possibilidades de minhas mãos, outros terapeutas que conheço acham que só se deve estender uma mão. Recentemente recebi várias parteiras que desejavam ampliar as possibilidades de exercício de sua arte. Enquanto todas as outras olhavam, mostrei numa delas, deitada no chão, como facilitar a respiração de suas pacientes, trabalhando os trapézios. Depois perguntei quem queria vir experimentar essa técnica na colega deitada. Confusão total. Recusa categórica. Essas mulheres, acostumadas a mergulhar os braços no corpo da parturiente para orientar a passagem do bebê, não admitiam que pudessem colocar as mãos nos músculos trapézios. Replicavam que suas mãos não sabiam fazer isso, que não tinham sido formadas nem programadas para tal. Ainda não me recuperei do meu espanto ou do meu desânimo. Mesmo agora, ao contar esse fato, não me parece verdade e, no entanto, é.

•

Eliane me olha com olhos de *cocker-spaniel* e estende a mão, dobrada no punho, como se eu lhe tivesse pedido a pata. Sua franjinha crespa, as grandes mechas caindo pelo rosto completam essa primeira impressão canina que seria até cômica se parasse por aí. Mas no decorrer da primeira sessão percebi que Eliane trazia em si todo o abandono de um cão perdido em busca de dono.

Depois que ela tira a roupa, peço-lhe que se deite de costas no chão. Ela se deita, mas um pouco de lado. Ponho-me de joelhos, seguro os seus tornozelos e puxo-lhe as pernas para endireitar o corpo. Eliane se põe a estremecer e deixa escapar um pequeno ganido abafado. Admirada, pergunto se a estou machucando.

– Machucando, você? Claro que não.

Durante toda a sessão, que dura hora e meia, cada vez que encosto a mão nela, mesmo se é num ponto forçosamente dolorido, Eliane solta, como sem querer, esse barulhinho de felicidade, ou melhor, de gratidão, e estremece como um cão que recebeu a carícia que buscava. Seu corpo desprende um cheiro bem forte. Será que é para equilibrar seu pedido tão evidente de amor? Já vestida e sentada em frente a mim, olha-me com seus olhos redondos, castanhos e meio lacrimejantes, desculpando-se.

– Pensei que desta vez eu conseguiria me dominar.

– Desta vez?

– Desde pequena me mandam para as mãos dos terapeutas.

– E agora que você cresceu?

– Tento tudo que é novidade em terapia corporal.

– Nenhuma lhe satisfaz?

Ela abaixa a cabeça e a afasta de mim, exatamente como um cão que tivesse feito uma bobagem.

– Sim, todas.

– Você segue vários tratamentos ao mesmo tempo?

Eliane se endireita:

– Oh não, eu sou fiel.

– A um terapeuta de cada vez?

– É. Só mudo quando sou rejeitada.

– Pela mão?

– Claro que não, a mão terapêutica não rejeita nunca. É sempre acolhedora, hospitaleira, maternal, mesmo se se trata de um homem. É da pessoa que está por trás da mão que a gente deve desconfiar.

Eliane recua para o fundo da poltrona como se, naquele momento, tivesse tomado consciência de um perigo bem próximo.

– Quando termina a sessão e a pessoa se senta na frente da gente, aí ela acaba dizendo algo que magoa... algo cruel. Sempre.

– É nesse momento que você vai embora, procurar outra mão terapêutica?

– É.

– E as mãos que não são de terapeutas?

Eliane cerra os maxilares, com os lábios tremendo e arreganhados. Diz entre os dentes:

– As outras mãos são feitas para bater, para... coisas piores. A gente não deve se submeter às outras mãos. A gente deve... Será que ela ia dizer "morder"? Vou ficar sem saber. Eliane levantou-se e foi para a porta. Fui atrás dela e, sem refletir, estendi-lhe a mão. Ela olhou para a minha mão supensa no ar e disse:
– Perdoe-me mas nunca aperto a mão de alguém depois da sessão. A senhora está me oferecendo a mão para restabelecer a ordem entre nós, uma espécie de igualdade. Desculpe-me, mas não quero. Se alguns têm necessidade imensa da mão terapêutica, no entender de Eliane, outros a temem. Descontraída e de pleno acordo durante a conversa, uma enfermeira-chefe que veio me consultar ficou pálida quando aproximei minha mão do seu corpo estendido no chão. Perguntei o que tinha. "Medo", foi a resposta. O fato de ter falado do medo não fez com que ele desaparecesse. Explicou-me que tinha visto muitas vezes a mão do médico, da enfermeira, do cineseterapeuta machucar, sendo o intuito deles terapêutico, claro; e que sua própria mão – sozinha ou com um instrumento – já tinha feito sofrer tantos doentes que ela só podia recuar diante de uma mão terapêutica que se aproximasse dela.

Uma colega americana que pratica o *rolfing* – método de que vou falar em outro capítulo – é muito sensível ao medo que, apesar do seu aspecto jovial e tranqüilizante, ela pode provocar desde o início da sessão. Para contrabalançar o mal-estar do paciente, ela chega perto dele com as duas mãos abertas e as palmas visíveis. Depois, em vez de começar colocando as mãos sobre a cabeça, o peito ou o pé do paciente, ela pega uma das mãos dele nas suas, segura-a um pouco e começa a massageá-la devagar, batendo papo. Assim, diz ela, "estabeleço uma circulação". De energia? De confiança? Ela não responde e, de fato, acho que não adianta nada dar mais esclarecimentos. Concordo com esse achado (é bem simples, mas o simples não é fácil); creio, porém, que se tivesse feito isso com Emile, ele teria logo tirado a mão das minhas.

Para Eliane, ao contrário, isso seria percebido como se eu a quisesse segurar, mantendo-a na minha dependência. Com Léa, no entanto, esse gesto era totalmente apropriado.

Léa é psicótica: é o que todo o mundo diz. Seu pai, que é médico, sua mãe, que é psicanalista, seu psicanalista e, às vezes, a própria Léa. O que aconteceu com ela foi horrível, justamente com ela que falava desde cedo e tão bem, criança que prometia tanto. É o que todos dizem, exceto ela. Ela diz: "Tenho um segredo e acho mais divertido não contar."

Conheci-a por causa de seu irmão gêmeo que vem a um dos meus grupos. Esse irmão, para tristeza dos pais, fabrica cerâmica. Perguntei-lhe se às vezes Léa também mexia com terra. Ele respondeu que isso não a interessava nem um pouco. "Ela diz que é pena que a terra não possa mexer com ela!" O irmão tem vinte anos. É o jeito de saber que Léa também tem vinte anos. Parece um bebê gigante. Quando a vi pela primeira vez me lembrei da minha açougueira que, admirada diante de um imenso bebê que uma das freguesas lhe mostrava, saiu-se com este elogio, o maior que sabia fazer: "Que beleza! Até parece que não tem osso!"

Mas Léa também não tem olhar, seu rosto não apresenta o mínimo sinal de emoção e sua pele é sem cor. Léa não se altera nunca e, para ela própria, Léa é igual à morte.

– Estou morta, diz ela, é bem cômodo.

Em seguida:

– Porém, às vezes, eu choro de indiferença.

– Porque você acha o mundo indiferente ao que lhe acontece?

– Nada disso. Porque sou indiferente ao mundo.

Vira para mim o rosto liso, neutro.

– Como se chama o tratamento que você quer me fazer?

– Não tem nome.

– Então, não existe. É gozado. Vai ver que você também não tem nome.

– Chamo-me Thérèse.

– Não, estou falando de sobrenome. Omédico, por exemplo, Apsicanalista, Opaiamãe.

– Não, eu não tenho sobrenome.

– É gozado, diz Léa.

Como fazer com Léa, como agir com ela "que já passou por muita coisa", a não ser por intuição, com naturalidade? Chego perto de seu corpo estendido de costas como um imenso peixe, de barriga para cima, encalhado na praia; seguro sua mão esquerda – hirta e gelada – com minhas duas mãos. Ela não se mexe mas o olhar parece um pouco menos vítreo.

– Você está com a mão gelada, digo.

– É porque estou morta...

Mas desta vez parece que ela precisa me convencer.

Depois de instantes, vou tirar minhas mãos mas Léa agarra-me os dedos. Torno a colocar minha mão na sua para que ela possa segurá-la sem esforço; com a outra mão, faço massagens no seu braço e no ombro.

– Você faz como meu irmão, diz ela. É assim que ele amassa a terra para que ela ganhe vida.

Volta a ficar em silêncio por um momento e depois acrescenta:

– Ele não passou do estágio anal.

– Como?

– É minha mãe que diz: Quando Joseph tiver ultrapassado o estágio anal, vai deixar de fazer cerâmica.

E continuando:

– Suponho que você também esteja no estágio anal.

Pergunto se sua mãe fala sempre desse jeito.

– Sempre. Ela é muito boazinha. Sempre nos explicou tudo direitinho. Ela sabe falar bem, a minha mãe. Ela nos embalou com palavras.

Penso: E os braços? E as mãos? Mas não digo nada.

– Você nunca está olhando para o lugar onde estão suas mãos, diz Léa, observadora perspicaz do mundo exterior.

Explico que, desse jeito, aumento meu contato com seu corpo, atinjo uma superfície maior.

– Minha mãe usa óculos escuros. Noite e dia, dia e noite.

Pergunto qual a cor dos olhos de sua mãe.

– Azul verde cinza castanho.

– Os olhos dela mudam de cor?

– Os olhos? Não, estou falando das pálpebras. Ela tem um estojinho para isso.

Minha sessão com Léa é bem curta e termino como de costume: deito-a e me ponho de joelhos atrás dela; passo as mãos por baixo dos seus braços, abraço-lhe o peito, e faço com que ela se sente, subindo-lhe a cabeça e as costas por diante do meu corpo. Como quase todos os meus pacientes, Léa se deixa levar, larga todo o peso do corpo. Noto, feliz, que sua pele está levemente rosada. Pesada, mole, ela descansa encostada em mim por um longo momento. Percebo que ela vai falar. Mas em vez de dizer como os outros pacientes quando os seguro assim: "Estou-me sentindo outro" ou "sinto-me como uma criancinha", Léa diz:

– Sinto-me como um boneco.

Em seguida, ela se retesa e se joga para a frente. Pergunto o que há. Responde que não queria encostar na caixinha das costas.

– Sabe, aquela que quando a gente aperta diz "mamãe".

Levanta-se, veste-se depressa, vai até a porta e volta-se.

– Você é boazinha, não me quer mal.

Não sei o que me deu. Disse-lhe que ninguém lhe queria mal de propósito, mas que alguém deve ter feito algo errado para ela, que ela percebeu e teve medo. Calma diante da minha exaltação, diz:

– Sim, talvez; sim, com certeza.

Mas no rosto nem a mínima expressão confirma ou nega suas palavras.

Depois que ela sai, fico muito confusa. Será que eu pensava fazer o que nenhum outro terapeuta conseguiu: trazer Léa para a vida, puxá-la, empurrá-la, carregá-la até a vida com minhas mãos?

De onde ela precisa sair? Até onde poderá ir? Será que sou capaz de lhe causar mais mal do que bem, despertando-a *um pouco?* Será que para mim ela é uma pessoa ou representa apenas um desafio? Durante um instante o contato com meu corpo deu ao seu um pouco de cor, um pouco do calor que se chama vida. Talvez eu consiga restituir ainda uma vez esse calor, mas será que ele vai durar? Conseguirei tornar esse calor cumulativo? E os outros – os pais, o médico, o psicanalista – não vão desmanchar com suas palavras e remédios o que eu conseguir realizar com as mãos? Devo trabalhar em colaboração com eles, agrupar-me de certo modo *contra* Léa?

Depois da sessão encontro com uma amiga a quem explico minhas dúvidas. Zangada por me ver tão preocupada e esgotada, disse-me para esquecer o caso. Na sua opinião Léa construiu – com grande dificuldade – um universo completo, coerente, vedado e bonito, ao seu modo, e que ninguém tem o direito de ficar insistindo para tirá-la de lá.

– Mas ela está morta, digo.

– Talvez seja o melhor para ela, responde minha amiga.

Recuso o raciocínio com todo o meu corpo. Explico que não quero abandonar Léa.

– Por quê?

– Porque toquei nela.

– Pode-se dizer que os dedos do destino também a tocaram. Deixo-lhe a última palavra. Pobre vitória, a das palavras.

•

Chegando ao fim deste capítulo, fico com a impressão de nem ter começado. Contei o caso de Vincent e Miranda, Emile, Eliane e Léa, contei o caso de Thérèse e de outros a quem não nomeei, mas não disse quase nada deles, de nós. Reduzi pessoas infinitamente complexas a personagens com um mero valor de casos. Às vezes, para marcar o desfecho de uma história, joguei com o tempo, reunindo numa única sessão conversas que se estenderam por várias sessões. Traí meus pacientes como me traio e me reduzo cada vez que escrevo "eu".

Confusa, com vontade de abandonar o relato que eu desejava mais verídico que o primeiro, dei por acaso (digamos) com um trecho de uma longa entrevista de Sartre. Ele fala da biografia de Flaubert, da qual não poderá fazer o quarto tomo porque se encontra quase cego. Culpa-se por não ter dado a Flaubert "seu peso, sua carga... o peso que ele pesava nas suas pernas". "Na realidade", diz Sartre, "uma biografia deveria ser escrita a partir de baixo, dos pés, das pernas que sustentam, do sexo[2]..."

De fato, teria sido preciso, para "escrever" Emile ou Eliane ou outro, falar de suas marcas no chão, da forma de seus pés; escrever não com esta mão que segura a caneta, mas com a que toca na pele, que apalpa os músculos, que encosta o dedo nos segredos...

---

2. J.-P. Sartre, entrevista em *Obliques*, nᵒˢ 18-9, p. 11.

.4.

Os leitores de *O corpo tem suas razões* me ensinaram muita coisa sobre uma personagem fictícia chamada Thérèse Bertherat. Com o crescente sucesso do livro, ela se tornou também, de certa forma, uma personagem pública, a ser interpretada pelos jornalistas, a ser assimilada por alguns terapeutas, a ser recuperada por outros, e a ser desprezada por ainda outros que eu considerava até então como colegas.

Para os jornalistas, "público" rima com "rubrica". A personagem conhecida do público não é incluída no jornal, é encaixada... numa rubrica que o jornalista tem que preencher mas sem nunca exceder seus limites.

Convidada a redigir uma série de artigos para uma revista mensal ecolo-psico-corporal, tudo foi bem enquanto eu contava alguns casos "clínicos" e terminava meu relato com dois ou três preliminares inéditos. Mas a partir do dia em que mandei um artigo que não acabava com preliminares, a coisa não deu certo. A redatora-chefe explicou-me que histórias de pessoas reais podiam ser contadas por terapeutas e não-terapeutas aos montes, mas que eu tinha sido admitida como especialista da antiginástica e pelas receitas – tão apreciadas pelos leitores, segundo ela – que eu podia fornecer. Para que o jornal tivesse boa receita, era preciso que eu fizesse o mesmo. Com certa tristeza expliquei que o seu modo de confundir nova cozinha com terapêutica ia acabar fazendo com que ela publicasse os preliminares como a "ficha do mês". Essa observação só provocou nela um estranho brilho no olhar. Insisti em que era subestimar os leitores e meu trabalho procurar nos restringir assim, mas ela nem estava escutando. Com um ar inspirado, disse-me: "Podíamos chamar de 'ficha do Eu!'"* Aborrecida, continuei a redigir histórias que me pareciam expressivas e que podiam dar ao leitor muito mais do que a descrição de um movimento fora do contexto.

Um dia, presenciei a aflição de uma criança apavorada com o barulho, com a escuridão, com os cheiros e com as dimensões angustiantes de um estacionamento subterrâneo: ela se agarrava à saia da mãe, que decerto também estava apavorada e que, além de muitos pacotes, carregava um mal-estar que não percebia. Ela empurrava com violência a criança, aumentando assim o medo de ambas. Fiz um artigo sobre a impossibilidade, por parte dos pais que não têm consciência do próprio corpo, de compreender os pedidos dos filhos e de sentir junto com eles. O artigo foi recusado: 1º porque a revista não era especializada em problemas infantis; 2º por eu não ser especialista de psicologia infantil nem de pedagogia; 3º porque o artigo não era acompanhado por "exercícios".

Conviria responder, falar com a redatora-chefe sobre a criança que ela fora, que continua a viver nela e que ela teme reconhecer com medo de ter que rever tanto a sua vida privada quanto a profissional? Seria preciso dizer que os problemas da infância nos atingem – sejamos ou não pais – na medida em que não os resolvemos? Não fiz nada. Abalada com o caso de uma paciente que vivia a sua menopausa como um estancamento da sua felicidade, redigi no mês seguinte um artigo justamente sobre a menopausa, acrescentando, porque lhe eram adequados, alguns preliminares. Preliminares aceitos, artigo recusado. 1º porque a revis-

---

* Em francês há um trocadilho entre as palavras *mois* (mês) e *moi* (eu). (N. da T.)

ta não era especializada em problemas femininos; 2º porque não sou ginecologista nem psicoterapeuta...

Se conto essas experiências não é para desabafar queixas pessoais, mas sim para esclarecer mais uma faceta do problema que tem graves repercussões: a especialização. Se a especialização garante a rentabilidade de uma revista, contribui, por outro lado, para o enfraquecimento de seus leitores, para o definhamento da unicidade e da integridade deles. O especialista só se ocupa de um único sintoma. Para compreender a causa do que não vai bem num ser e para poder curá-la, é preciso ser "generalista": ter visão e capacidades globais, ousar romper as barreiras erigidas pelos que definem e, portanto, compartimentam as profissões, e, ainda, saber abrir as múltiplas portas atrás das quais um paciente se esconde de si mesmo. Não é limitando o saber, o dever ou a vocação – seja ela a do terapeuta ou da revista – que se pode ajudar os que sofrem, às vezes de forma mortal, por causa dos limites que, justamente, não sabem ou não ousam ultrapassar.

Numa revista[1] – especializada em política revolucionária – li uma longa diatribe contra a nova obsessão pelo corpo, contra os terapeutas e contra mim em particular. Furioso com a minha imagem do corpo enquanto casa onde se mora ou não, o redator arrasa o corpo-casa tanto quanto a propriedade privada. Reduz o corpo a uma preocupação pequeno-burguesa. Segundo ele, é preciso escolher: o corpo ou a Causa. Não é possível interessar-se por si e por sua história ao mesmo tempo que pelos outros e pela História. Fala do escândalo que consiste em ficar pensando só em si quando há gente oprimida e morrendo de fome...

Uma outra publicação[2], também revolucionária a seu modo, num número especial: "Militantes, todo o mundo nu!", pretende expor

---

1. *Quel corps?*, Paris, nº 7, março de 1977.
2. *Sexpol*, nº 3, Paris, abril de 1975.

a miserável vida sexual e afetiva dos militantes para quem o engajamento político não passa de fuga diante dos problemas pessoais.

Quero falar um pouco mais desse conflito entre a consciência do corpo individual e a consciência política – falso problema, que, nem por isso, deixa de estar bem presente para vários de meus pacientes, como, por exemplo, para um adepto fiel do partido comunista que vem se tratar comigo "às escondidas" e depois "compensa" a sessão da sexta-feira à noite vendendo – de preferência embaixo de chuva – o *Humanité dimanche*. Acho que nosso modo de viver o corpo é a base de nosso modo de viver no mundo. A riqueza ou pobreza de nossa experiência corporal determina nossa experiência dos outros, nossa visão política, nossa concepção do que é possível, admissível, justo. Os que gostariam de refazer o mundo – e quem não sonha com isso? – só podem fazê-lo à sua própria imagem. Mas se a imagem de si mesmo é fragmentária, confusa, se o próprio corpo está minado de zonas mortas onde toda sensação foi reprimida, eles vão ficar apenas no sonho. Não vão conseguir fazer algo que seja estruturado sadiamente, algo vivo, justo, que se sustente, algo que, antes mesmo de ficar pronto, não seja sabotado.

Quem tem o corpo enrijecido por repressões, por sofrimentos abafados – quer saiba disso ou não, quer lhe dê importância ou não – só poderá agir, se chegar momentaneamente ao poder, de forma repressiva. Tornando-se o mais forte, tornar-se-á automaticamente dominador porque dominado por um inimigo oculto: seus próprios automatismos. Independentemente dos princípios do partido político ao qual pertence, sua revolução – como historicamente qualquer revolução – acabará em repressão. Pois o corpo reprimido só tem duas escolhas: fazer aos outros o que faz a si mesmo, ou aceitar, dos que o governam, uma repressão contínua. O corpo reprimido, detido na sua evolução, paralisado de medo, limitado em suas escolhas, com a respiração entravada, com as sensações anuladas, o corpo desnorteado obedece à ordem que se impôs há muito: "Guarda teus segredos, não deixa entrar nem sair nada." Assim como não quer perceber-se a partir do interior, também se protege para não receber diretamente, pelo corpo, pelos sentidos, pela intuição, informações do mundo exterior. É em sentido literal que o corpo reprimido *adere* a um sistema de pensamento; cola-se nele obstinadamente, achatando-se até se tornar indistinto.

Negando passado e presente, ignorando a si próprio, o corpo reprimido projeta-se para o futuro, para um novo mundo utópico, um mundo a começar de zero. Mas não se começa de zero. A História existe e cada história individual também, quer se reconheça ou não, e é com ela que se vive. É inútil querer imaginar grandes coisas. Só as idéias e as ilusões são grandes; os homens são sempre pequenos, isto é, em escala humana.

Enfrentar o próprio passado e o estado presente é um desafio aterrador. Não pode ser empreendido pelos que fogem do mundo, pelos que estão empenhados apenas no próprio conforto. A tomada de consciência de si mesmo não é nada confortável. Reconhecer que a ordem parental, a ordem social, a ordem política estão inscritas no corpo, que elas enrijeceram o comportamento e o pensamento, reduziram o campo de ação, é experiência que exige uma coragem danada. Fica claro, para todos os que tentaram, que o conhecimento de si não é um fim em si mesmo. É um começo, o primeiro passo a partir do qual tudo precisa ser feito, revisto, re-sentido. Será exagero afirmar que quem sente viver o próprio corpo não pode mais brutalizar outro corpo, atirar e matar de forma inconsciente? Será exagero pensar que alguém mata a partir do que está morto nele? Se conseguirmos desajustar nossos automatismos, abrir nossos circuitos fechados de comportamento, será que não vamos, enfim, ver o que é evidente, colocar nossa energia a serviço do possível, encontrar pessoalmente uma ética coerente e cotidiana? Se enfrentarmos nossos velhos medos, será que não vamos ter coragem de aceitar novos riscos? A consciência de si é uma abertura para novas opções, para novas ações espontâneas, originais, individuais, isoladas que podem – e podem mesmo – ser perturbadoras, isto é, revolucionárias.

Os que desprezam a busca de si, reduzindo-a a uma preocupação pequeno-burguesa, estão muito mais condenados a ficar girando num raio tão estreito quanto o do seu umbigo; são eles que estão programados, entalados no impasse de sua velha história; são reacionários.

Os militantes que contestam as terapias psicocorporais nunca se referem ao próprio corpo, mas usam sempre a mesma imagem: a da datilógrafa com as costas doloridas e à beira da depressão, que é tratada, melhora e volta ao trabalho... para ficar de novo doente. Mostram assim não compreender a verdadeira finalidade de toda terapia: dar maleabilidade, abrir novas possibilidades ao paciente. Finalidade sempre justificável, mesmo se a opção mais evidente para a datilógrafa é ficar desempregada enquanto procura ou inventa um trabalho que lhe seja mais adequado.

Admitir, porém, que possa haver uma opção dá medo em muita gente. Françoise Mézières fala com freqüência de pacientes que, quando começam a se sentir melhor, para funcionar mais ou menos "como antes", param o tratamento e voltam correndo para o trabalho, orgulhosos por suspender a licença-para-tratamento-de-saúde, com pressa de retomar o seu "lugar", de voltar à condição de escravos fiéis, embora com ódio do patrão, é claro, mas principalmente de seus próprios recalques.

Se nestas páginas me detive tanto nas acusações de alguns militantes políticos é também por um motivo bem específico. Percebo, na figura do militante pronto a enfrentar tudo, exceto ele mesmo, uma semelhança com certos terapeutas.

Militantes e terapeutas vivem "para os outros". Pela força, seja de sua ideologia e organização, seja de sua técnica, destinam-se a fazer bem a quem se deixa conduzir. Militantes e terapeutas quase sempre têm o gosto do sacrifício, do martírio, com a respectiva tendência ao ascetismo. São escravos do trabalho, se arrebentam; nunca têm hora. Pode ser bonito, mas... Apesar de se sentir escolhido por uma vocação, o terapeuta, como o militante, escolhe um ofício por razões que desconhece, que não quer reconhecer. Dentre os que obtiveram o direito legal de tocar o corpo dos outros, quantos terão examinado previamente suas motivações? Quantos trataram do "conhece-te a ti mesmo" antes de mergulhar nos conhecimentos anatômicos, mecânicos? Quantos se indagaram se a escolha desse trabalho não estaria ligada ao fato de ser essa uma maneira aceitável de expressar a brutalidade, o gosto pelo poder, o desejo de manipular os outros também em sentido figurado? É comum considerar policiais e criminosos como as duas faces de uma mesma personalidade. Mas quantos terapeutas consideraram a equação clínico/paciente? Quantos, por terem sido doentes quando crianças, ou por terem convivido com a doença dos pais, optaram pela terapia a fim de se preservarem da doença, achando que, assim, ficariam do lado vencedor?

Quantos estão conscientes da demanda que fazem junto aos doentes: demanda de amor, de obediência, de reconhecimento ou, então, demanda de conservá-los afastados de si mesmos? Quantos, por sentirem repugnância ou medo do corpo do outro, não se tornaram terapeutas como um desafio, para se forçarem a fazer o que lhes era mais difícil? O triste da questão é que eles não se engajaram num combate solitário, mas sim numa luta que exige a presença do paciente, o qual desconhece o uso que dele faz o terapeuta.

Não seria tão indispensável fazer todas essas perguntas se, justamente agora, não houvesse uma verdadeira corrida para as terapias corporais (quase todas importadas dos Estados Unidos em ritmo tão acelerado quanto a demanda), se não houvesse tanta gente pouco ou nada qualificada (o que dá na mesma) que se mete a terapeuta e inventa métodos baseados de modo bem precário nas suas noções de dança, de ioga, de expressão corporal.

Porque *O corpo tem suas razões* deu, a milhares de leitores, vontade de fazer um trabalho sobre o corpo, porque só pude receber um número reduzido dos que pediram para trabalhar comigo e porque muitos deles continuam procurando aqui e ali, sinto-me na obrigação de descrever as experiências que tive com certos métodos conhecidos e definir meu trabalho em relação a esses métodos.

Uma jornalista achou inteligente e rentável agrupar várias técnicas sob o título "ginásticas suaves", título enganoso na medida em que inclui a antiginástica, que nada tem de suave. Como constata quem a pratica, a antiginástica é um trabalho árduo, que pode transtornar, provocar reações violentas. É um trabalho muito exigente, cujo fio condutor é a descoberta feita por Françoise Mézières. Seu objetivo é tornar conscientes as dores musculares profundas, e por vezes antigas, que estão situadas forçosamente na parte posterior do corpo, na cadeia contínua de músculos que vai da planta dos pés até o crânio, que são a causa de toda deformação corporal, excetuando as mutilações e deformações congênitas. (Sei que estou repetindo, mas é melhor dizer de mais do que de menos.)

Meu trabalho de grupo, que chamo de antiginástica, segue fielmente todos os princípios básicos do método Mézières – método este só praticado em sessão individual. Ele respeita os eixos do corpo, rejeita as assimetrias, leva em consideração as torções, as rotações articulares, bem como a respiração e suas incidências na forma e no funcionamento do organismo. Enfim, fundamenta-se no conhecimento das realidades incontestáveis da anatomia humana. As reações provocadas são as dos sistemas simpático e parassimpático, que comandam e protegem a vida orgânica e nervosa e que, quando perturbados por mudanças reais, procuram rejeitá-las antes de assimilá-las.

Quem confunde este trabalho com outros métodos praticados em grupo prefere reconhecer do que conhecer. É gente do tipo que, em Veneza, exclama: "Ah! como isso me lembra Amsterdam!" Quando notam que eu peço para mexerem a língua ou os dedos dos pés, reconhecem triunfalmente o trabalho de Moshe Feldenkrais. Quando notam que às vezes uso bolas ou bastões, concluem, contentes, que pratico a eutonia, o método de Gerda Alexander. Quando notam que não faço a demonstração dos movimentos nos grupos, mas que me restrinjo a descrevê-los verbalmente, dizem que faço relaxamento. Vou começar definindo esses três métodos para mostrar o que considero como qualidades e defeitos.

Moshe Feldenkrais é um apaixonado por neurologia, autor de numerosos livros sobre judô, técnicas de autodefesa e comportamento humano. Convencido de que o ser humano comum só usa uma fração do seu potencial físico e intelectual, ele faz com que seus alunos descubram caminhos até então desconhecidos entre o cérebro e as extremidades do corpo com o objetivo de melhorar seu rendimento, de ensiná-los a serem mais eficazes, mais bem preparados para enfrentar o mundo duro, competitivo, ameaçador. Realista, bem adaptado à sua época, Moshe Feldenkrais goza de imenso sucesso mundial junto a quem deseja ter uma imagem positiva de si, vencer na vida e contornar os obstáculos.

Contornar os obstáculos: é justamente a partir dessa imagem que meu trabalho entra em conflito com o de Moshe Feldenkrais. Depois de redigir *O corpo tem suas razões*, assisti, junto com umas cinqüenta pessoas, a três ou quatro cursos dados por ele em Paris. Da minha experiência só posso tirar uma conclusão: a arte de Moshe Feldenkrais consiste em adotar o caminho mais curto para a realização do movimento, caminho que se acha contornando os obstáculos que são as tensões profundas do corpo. É, de fato, muito eficaz. No fim da sessão, seus discípulos demonstram um certo júbilo: sentem-se mais flexíveis, mais vivos, mais inteligentes; sabem fazer inúmeros movimentos de que, uma hora antes, eram incapazes. Mas...

Mas os discípulos de Moshe Feldenkrais conseguem fazer esses movimentos porque ele lhes ensinou a organizarem suas tensões (em vez de dissolvê-las), a compensarem seus encurtamentos (em vez de alongá-los). Por que isso? Sempre pelo mesmo motivo: a cegueira diante da evidência anatômica – os músculos posteriores são os "culpados", são quem impede os movimentos flexíveis porque são sempre demasiado fortes, curtos e rígidos. Como esses discípulos chegam a novas proezas? Eis um exemplo: a finalidade do movimento proposto é apenas de abaixar-se para a frente, encostando as palmas das mãos no chão. Muita gente não consegue fazer isso não porque tenha pernas compridas demais, braços curtos, barriga saltada ou porque as mensagens cerebrais se embaralham; a impossibilidade vem do fato de a musculatura posterior estar presa e encurtada, o que "rouba" o comprimento necessário. Mas, para que o aluno consiga fazer o movimento, Moshe Feldenkrais propõe que ele efetue uma rotação interna do quadril, do joelho e finalmente do pé, isto é, que ele dirija o pé para o movimento compensatório que todos nós fazemos, não de forma consciente, quando queremos à força encostar no chão. Eis, portanto, o aluno, com as mãos no chão, feliz com o êxito, mas no mínimo deselegante, não tendo mudado nada na estrutura imperfeita do corpo e nada tendo compreendido do motivo da imperfeição dessa estrutura. (Quem consegue fazer com facilidade esse movimento tem, seja uma rotação interna das coxas ou dos braços, seja a nuca côncava [em lordose], seja um hálux valgo exagerado, seja uma rotação externa dos pés, seja um recurvado da perna: o joelho no eixo do astrágalo. Não precisa, portanto, aprender essas compensações com um professor; já chegou a isso sozinho.)

A busca da elegância das formas e o respeito pela estrutura normal do corpo são dois critérios de meu trabalho que não parecem importar muito no de Moshe Feldenkrais, interessado na melhora fisiológica, neurológica, mas que não se preocupa com a forma do corpo em sua integridade, com sua estrutura. No livro *La conscience du corps*[3], ele fala de estrutura; porém, como espe-

---

3. M. Feldenkrais. *La conscience du corps*. Paris, Laffont, 1971.

cialista do cérebro e não de anatomia, trata-se de estrutura dos sistemas rínico, límbico e supralímbico, isto é, de estruturas cerebrais.

Moshe Feldenkrais e alguns mestres das técnicas corporais compensam, voluntariamente ou não, as lacunas de seus conhecimentos de anatomia com a força de sua personalidade, com o poder que exercem sobre os alunos. Dão a "ilusão" de um resultado que, de fato, não foi obtido. Moshe Feldenkrais, por exemplo, diz aos alunos que se deitem de barriga para baixo, pede que levantem a cabeça e façam movimentos com o pescoço. Ora, quaisquer que sejam os objetivos propostos, esses movimentos fatalmente fazem funcionar – e encurtar mais ainda – os músculos das costas. Em seguida, porém, ele pede que se deitem de costas e sintam quanto as costas ficaram mais longas, mais encostadas no chão. Mas não é, não pode ser, é anatomicamente impossível. O que pode ter-se alongado é a parte dianteira do corpo; entretanto, os alunos, sugestionados, e não sabendo distinguir as sensações da parte dianteira das da parte traseira do corpo, têm a *impressão* de que as costas se alongaram. Os músculos das costas devem ter ficado ainda mais apertados, mais curtos, mas isso não quer dizer nada: eles querem que tenham ficado mais longos porque é o resultado esperado, e eles acham que os estão sentindo mais longos. É justamente quando o erro do mestre forma a ilusão do aluno que cabe denunciá-lo; é o que, por minha conta e risco, estou fazendo.

Contudo, seria injusto pensar que contesto todo o trabalho de Moshe Feldenkrais. Pelo contrário, acho uma parte de seu trabalho extremamente rica – a que trata da coordenação das ligações nervosas e cerebrais com a ação muscular, e os mecanismos pelos quais o corpo aprende.

Assim, acontece-me às vezes fazer com quem participa de meus grupos um trabalho "pelo pensamento" concebido por Moshe Feldenkrais. Começa-se pelo lado direito, fazendo durante quinze ou vinte minutos uma seqüência de pequenos movimentos que levam a uma maior amplitude da mobilidade do braço, do ombro, de todo o lado direito do corpo. Em vez de refazer o mesmo trabalho com o lado esquerdo, o aluno não se mexe, mas imagina que está fazendo; repete em pensamento, do modo mais pormenorizado e exato, todo o mecanismo do movimento que efetuou à direita. Terminada essa reconstituição imaginária, ele mexe o braço e o ombro esquerdos e, quase inevitavelmente, ele faz *imediatamente* o movimento completo com facilidade e amplitude maiores do que havia adquirido com o longo trabalho "real" sobre a parte direita do corpo.

Aprecio também certos movimentos bem frustrantes para o aluno porque lhe fazem descobrir que há coisas, aparentemente bem simples, que ele é totalmente incapaz de fazer. Por exemplo, os movimentos "contrariados" de Moshe Feldenkrais, em que a cabeça e os ombros se deslocam em sentido contrário, ou os movimentos em que o aluno não pode se valer de pontos de referência espaciais são especialmente interessantes. Enfim, dos movimentos que ensina, aproveito os que não fortificam mais ainda a musculatura posterior e que fazem descobrir novos circuitos de energia e de entendimento entre as partes do corpo e entre o cérebro e os músculos. (Não vou descrever aqui esses movimentos porque podem ser encontrados em *La conscience du corps*.)

Para concluir, quero responder aos que estranharam eu não haver mencionado Moshe Feldenkrais no meu primeiro livro. *O corpo tem suas razões* conta meu percurso pessoal, que me levou até Suze L., a qual tinha estudado com Moshe Feldenkrais. Meu objetivo não era o de ir até as origens do ensino de Suze L. mas, sim, de descrever o que aprendi com ela e como integrei o que aí encontrei de bom na minha concepção de antiginástica.

Gerda Alexander é uma dinamarquesa, criadora de um método – a que deu o nome de eutonia (o bom tônus) – que ensina na sua escola de Copenhague e nos estágios que oferece na Europa. A eutonia encontra aplicações tanto na reeducação de crianças deficientes, de esportistas, de dançarinos, como na de pessoas que sofrem afecções traumáticas, ortopédicas e neurológicas. Comporta movimentos cujo objetivo é dar a quem os pratica uma melhor consciência de suas sensações e permitir-lhe descobrir seus gestos "naturais": os que ele faria se não lhe tivessem ensinado a forçar-se, a empregar o máximo de energia para um resultado pouco satisfatório. Dito assim, parece tudo muito bom, mas... A eutonia pretende ser um método de equilibração das tensões e da busca da causa dessas tensões. Mas essa equilibração e essa busca são incompletas porque não se fundamentam no corpo como tal. Segundo Gerda Alexander, o cansaço ou um distúrbio gástrico podem ser a causa de uma postura incorreta da cabeça, isto é, a cabeça projetada para a frente. O medo é considerado como a causa das tensões. É interessante, mas não suficiente. A cabeça avança para a frente porque é *empurrada* para a frente pelo excesso de tensão na nuca que, por sua vez, é mantida arqueada para trás pelos músculos encurtados. O medo é, na certa, uma causa de tensões, mas esse medo, reprimido há tanto tempo, tomou corpo: está contido no que se tornou uma zona morta do corpo. Por mais que se situe o motivo "psicológico" do medo ou o incidente físico real que lhe deu origem, não se pode ficar livre nem do medo nem da tensão profunda – que é a forma que ele assumiu – se não se descobrir onde ela se encontra. E essa tensão profunda, como todas as que determinam a forma do corpo, situa-se precisamente na musculatura posterior.

É evidente que Gerda Alexander não considera esta verdade, pois preconiza toda uma série de movimentos em que o aluno dobra-se para trás ou trabalha os abdominais, o que faz contrair ainda mais os músculos posteriores que são justamente os do medo. É por esses motivos que concluo que a eutonia não passa de um método de despertar sensações, de descanso provisório (como qualquer descanso), de alívio... o que já é considerável. Mas a eutonia não pode conduzir seus adeptos à verdadeira cura, à mudança da estrutura do corpo, porque ela não procura eliminar a causa do mal ou da deformação.

Há alguns anos, participei de um estágio de Gerda Alexander na França. Gostei muito de um trabalho preliminar que ela pedia. A cada estagiário ela distribuiu um punhado de massa de modelagem. Disse-nos para modelar, sem pressa e de olhos fechados, um boneco. Quando o trabalho ficou pronto, cada um abriu os olhos e deu com o auto-retrato.

Na verdade, ninguém se surpreendeu muito; alguns estavam arrasados; todos meio constrangidos. Uma bailarina fez um corpo cheio de pernas. Um professor fez uma cabeça enorme em cima de um minúsculo corpo-pedestal. Um homem com a cabeça enfiada nos ombros fez um boneco sem pescoço. Um homem baixinho usou um pouquinho de massa para modelar um mini-retrato. Uma senhora escoliótica fez um corpo em diagonal. Fiz uma mulher com uma perna mais fina que a outra (não que seja assim de fato, mas percebi ao olhar minha "obra" e eu mesma, que um antigo ferimento tinha me deixado a idéia – até então nunca reconhecida – de que essa perna era mais fraca). Quase todas as estatuetas eram planas, uma espécie de baixo-relevo; poucas tinham sexo, ou dedos; as cabeças às vezes tinham cabelos mas quase nenhum traço.

No fim do estágio, Gerda Alexander pediu-nos de novo para fazer, sempre de olhos fechados, um boneco. Porque nossas sensações tinham sido despertadas, nossa existência no espaço, afirmada, e nosso contato com o solo e com o meio ambiente, ampliado, não foi surpresa constatar que nosso boneco atual era mais redondo, tinha pés, mãos e às vezes sexo, que as cabeças tinham olhos e, até, nariz e boca. Mas eu continuava pensando nos primeiros auto-retratos: pareciam mostrar que, em algum lugar de nós, sabemos como somos, embora não saibamos que o sabemos. Um punhado de massa para modelar nos permite dar forma à imagem oculta, àquela que vive assediando o nosso inconsciente. Sabemos pois como somos (senão não precisaríamos esconder esse nosso conhecimento) mas – e isso me parece o mais importante – achamos que não podemos ser de outro modo. Sentimo-nos capturados e presos para sempre por nosso corpo e pelos segredos que encerra. Por isso, qualquer método que nos ensine que podemos nos mexer – em sentido próprio ou figurado, ou, de preferência, nos dois – tem valor.

Antes de dizer o que é a relaxação, queria deixar bem claro o que ela não é: a relaxação não é nem se parece com a antiginástica, apesar do que pensam certos "relaxologistas" e pessoas que me escreveram para seguir meus "cursos de relaxação".

Para relaxar, basta às vezes um copo de bebida, um banho bem quente, mudar de ares... mas nem por isso você estará praticando a relaxação. Generalizando, porque são muitas as escolas, a relaxação é uma técnica de sugestão que tem origem na hipnose. Visa ao repouso muscular e psíquico bem como à eliminação de vários sintomas: insônia, nervosismo, cansaço extremo, alcoolismo, tabagismo... (Nunca se trata, que eu saiba, de eliminar a *causa* dos sintomas.) Seu êxito (forçosamente parcial) depende, segundo o que pude constatar, dos poderes de persuasão do terapeuta assim como da imaginação e do desejo que o paciente tem de submeter-se. A relaxação é praticada em sessões individuais e de grupo.

Minha primeira experiência de relaxação não foi nada convincente. Eu tinha começado a trabalhar há pouco tempo e, por ouvir falar muito desse método, resolvi experimentá-lo em mim. Uma tarde, depois do meu último grupo, fui ao consultório de uma famosa relaxologista. Ela me fez entrar numa sala silenciosa, com pouca iluminação, pediu que eu deitasse num divã confortável, estendesse os braços ao longo do corpo e fechasse os olhos. "Feche os olhos, feche os olhos, feche os olhos", disse-me num tom suave, firme, extrafirme. Não sei se ela disse outra coisa porque, cansada pelo longo dia de trabalho e pela corrida para chegar na hora marcada, adormeci imediatamente. Quando acordei, meia hora mais tarde, a relaxologista não estava mais lá. Mas eu também não estava sozinha. A secretária, com o talão de recibos em mãos, aguardava que eu pagasse a consulta. Não foi difícil portanto formar uma opinião sobre... a famosa relaxologista.

Minha segunda experiência é mais recente e mais interessante. Um psiquiatra de outra localidade escrevera-me várias vezes com o desejo de iniciar-se em meu trabalho durante uma estada de dois meses em Paris. Respondi que poderia vir participar dos meus grupos e que meus novos colaboradores e eu tínhamos satisfação em recebê-lo. Quando chegou, era um homem com mais ou menos quarenta anos, aparentemente calmo, molengo, tímido e com uma voz diferente: grave mas com algo de maneiroso, de estudado, uma voz de sedutor. No mesmo dia coloquei-o num dos meus grupos e pude constatar que era gorducho mas nada molengo. Na verdade, o dorso, que só se mexia monoliticamente, era excepcionalmente rígido. A cabeça mal virava; ele não conseguia erguer os braços acima dos ombros sem sentir dor.

Depois do grupo pensei que ele quisesse falar comigo a respeito do que acabara de experimentar. Mas só me falou do seu trabalho e da vontade de ensiná-lo a mim e a meus colaboradores. Propus que viesse na tarde que reservamos cada semana para discutir ou trabalhar com um terapeuta externo ao grupo. Ficamos sabendo, assim, que ele praticava uma versão pessoal da relaxação segundo Jacobson, que consiste em contrair e, em seguida, relaxar sistematicamente todos os grupos de músculos do corpo. Propõe-se que o paciente tome consciência de suas tensões musculares – que ele acentua antes de distender. Percebi que meus colegas já estavam querendo fazer perguntas, mas ficaram quietos e eu também.

Com uma voz que se pretendia calorosa ou misteriosa ou, talvez, até natural, mas que saía melosa de tão solene, disse-nos para deitar de costas na posição que nos fosse mais conveniente. Dobrei as pernas apoiando os pés no chão, sob os joelhos. Meus colegas devem ter feito o mesmo. Nosso convidado disse para dobrarmos o antebraço sobre o braço, para apertar bem, para apertar com força (um tempo), para apertar com bastante força e depois re...la...xar. Essa última palavra foi sussurrada numa longa expiração.

Em seguida apertamos bem, apertamos com força, apertamos com bastante força e re...la...xa...mos nossos bíceps, tríceps, etc., como público complacente diante do nosso encenador. No fim da sessão, perguntou-nos quais foram nossas sensações e impressões e cada um, com gentileza e em consciência, deu as suas. Depois, nosso psiquiatra-relaxologista-sedutor-domador explicou sua surpresa diante de nosso conformismo, pois todos se haviam deitado na mesma posição. Aí, um de meus colegas mais jovens não agüentou mais. Explicou que não era por conformismo mas sim por conforto, já que os encurtamentos da musculatura posterior eram menores nessa posição. Continuou, fazendo as perguntas que desde o começo tínhamos vontade de fazer. "O senhor disse que nas próximas sessões vamos fazer contrações, seguidas do relaxamento de todos os nossos grupos musculares. Mas o que vai ser feito com os músculos que já estão tão contraídos que não se podem contrair mais? O que acontece com esses músculos que não se mexem a partir de uma simples ordem, por maior que seja a boa vontade do aluno ou a força de persuasão do terapeuta? Todos nós temos músculos que não se mexem há anos." Nosso convidado deu um sorriso indulgente e, no tom que lhe pareceu apropriado para dirigir-se a um louco ou a um débil mental, pediu que lhe dessem o exemplo de um desses músculos misteriosos. Rebelde, o colega respondeu: "Os músculos das nádegas. Às vezes estão tão contraídos que, nem dormindo, a pessoa os relaxa. E conheço também gente que tem os músculos espinhais cimentados." O relaxologista de costas soldadas, no entanto, não conhecia.

A meu ver, as técnicas de relaxação dependem justamente da dependência em relação ao terapeuta por parte dos que se submetem a esse trabalho. Nosso convidado, interrogado sobre o poder de sua voz e a influência que ela exercia sobre os pacientes, admitiu que poucos chegavam a acertar os exercícios sem ele. Alguns pediram para ele gravar em cassetes as sessões, e ele o fez. Mais tarde ficou admirado porque seus pacientes não conseguiam também passar sem o cassete. Acho que nunca vão se libertar dessa necessidade: o paciente fica na dependência porque é mantido na *ilusão*. A voz persuasiva do terapeuta convence-o de que está fazendo um trabalho profundo, trabalho que leva a mudanças importantes e duradouras. Se não chega a ter a ilusão de que suas tensões se relaxam, é ele, paciente, o responsável pelo fracasso: não foi bastante atento à voz do ilusionista (assim como há gente que não se deixa hipnotizar). Mas, independentemente do grau de cooperação por parte do paciente, acho que sua dependência é inevitável, simplesmente porque o trabalho profundo nunca foi feito, os enrijecimentos que determinam a forma do corpo e seu comportamento permanecem intactos e o paciente permanece na expectativa de uma mudança que não pode ocorrer.

Grandes, pequenos ou médios ilusionistas sempre vão existir enquanto houver terapeutas que desconheçam o corpo tal como é e enquanto houver pacientes que busquem a terapia não para sair do ponto em que estão, mas sim para aí serem mantidos, de forma talvez um pouco mais confortável.

Um neuropsiquiatra, que conheço bem e que pratica há muito uma terapia psicocorporal de grupo, também não tem mais ilusões sobre o trabalho terapêutico. "Todas as terapias, afirma, são feitas sob hipnose." Talvez tenha razão. A presença do terapeuta, o olhar, a voz, as mãos, levam o paciente a um outro estado; ele se entrega, ou pelo menos uma parte dele se entrega, ao terapeuta, mesmo que este seja não-diretivo. Mas, quando termina a sessão ou o tratamento, o paciente tem que conseguir sozinho sair do sortilégio. Deve ter assimilado "o ensinamento" do terapeuta; deve saber escutar-se quando sozinho, longe do ouvido-testemunha do terapeuta. O objetivo da terapia não é que o paciente possa prescindir do terapeuta? Mas como pode o terapeuta favorecer a independência do paciente se continuar dependente, por sua vez, do terapeuta de quem é discípulo? Recentemente encontrei um pequeno rebanho de terapeutas californianos em companhia de seus pastores: um casal de mais ou menos cinqüenta e cinco anos que transmitia vitalidade e calor que não podiam deixar de ser tocantes, entre outros motivos, porque, literalmente, esse casal não parava de tocar nas pessoas. Quando fomos apresentados, naturalmente estendi a mão. A senhora segurou-a entre as suas como se fosse um presente precioso e frágil; depois as mãos dela foram subindo pelo meu punho, pelo braço, separaram-se na altura do meu cotovelo para segurar-me novamente pelos ombros. Mantendo-me assim, a senhora apertou-me contra o seu corpo... e tudo isso sem me ter dito bom dia. Quando ela me largou, o marido que, atrás dela, esperava paciente e emocionado, imitou-a. Os três discípulos foram mais reservados, contentando-se em me beijar as duas faces, *French style*, como explicaram, antes de me dizerem o nome. Em seguida, eles – evidentemente contentes de me terem conhecido – e eu – espantada com esse comportamento exótico mas mais fascinada do que cética – fomos para um bar conversar. Quando nos sentamos, eles aproximaram suas cadeiras até juntá-las de todo e, durante toda a conversa, o casal e os três discípulos ficaram se tocando o rosto, as mãos, o ombro, a perna, como se, para se entenderem, fosse preciso que as palavras passassem também pelos seus corpos.

Fiquei sabendo que o casal praticava o que, na França, se chama massagem californiana, e ensinava-a a quem quisesse aprender. O casal ia embora no dia seguinte, mas os três discípulos continuariam ali para pregar o bom tocar. Explicaram-me que a massagem tinha mudado completamente o *way of life* deles. Tinham sido comerciantes limitados e tristes, e agora viviam com volúpia em plena natureza. Tinham uma casa solar, um *hot tub* (uma pequena piscina quente no jardim), no qual tomavam banho nus. Toda manhã, antes do café da manhã, eles se massageavam mutuamente com óleos especiais que eles mesmos preparavam. De repente o homem parou e me disse que só de falar em massagem já ficava com vontade de me fazer uma, mas que infelizmente, sem os óleos, não era tão bom. O que não o impedia de segurar minha mão e massageá-la. Era uma espécie de pequenos toques, carícias, cócegas. A mulher, estimulada pela iniciativa do marido, exclamava: "Depois vou fazer massagens nos ombros dela!", o que não consegui impedir. De pé, atrás de minha cadeira, naquele bar parisiense, ela ficou me massageando sob o olhar espantado dos fregueses e o olhar encantado dos discípulos.

Na semana seguinte, recebi a visita dos três discípulos. Não os reconheci. Apagados, tímidos, retraídos, mantinham-se a uma distância socialmente aceitável, estendiam-me com polidez as mãos, o rosto. Entre eles não se tocavam mais. Seu único momento animado foi quando contaram ter recebido um cartão-postal dos mestres, pouco legível porque manchado de óleo. Sem o casal extraordinário, pareciam incapazes de encontrar o calor, a vitalidade, qualidades que justamente não se aprendem mas que teriam dado um certo valor a seu trabalho. Só lhes restava, pois, uma técnica bem limitada, e se digo isso é porque a experimentei.

Um dos discípulos veio me fazer uma sessão de massagem californiana. Posso resumir essa sessão dizendo que havia uma diferença entre a sua definição de corpo bem lubrificado e a minha. Uso às vezes essa imagem para falar dos ossos das articulações que giram entre si sem obstáculo porque os músculos que lhes estão ligados não os puxam para fora do seu lugar exato e normal. O movimento fluido e livre dos ombros, joelhos, quadris dá a impressão de que a articulação está "lubrificada". Mas para o terapeuta da massagem californiana, a lubrificação não ia além da epiderme. Ele untava meu corpo com um óleo que cheirava a ervas de tempero, como se estivesse me preparando para um churrasco. Deve haver gente que com esse tipo de massagem chega a sonhos voluptuosos, "relaxantes". A mim, só me dá vontade de ir correndo para um banho de chuveiro quente.

O relato de minha experiência com outros métodos e a manifestação de minhas reservas podem dar a impressão de que só concordo com o método Mézières, de que estou tão obcecada pela musculatura posterior que desprezo qualquer outra técnica. Convém portanto falar de uma terapia corporal que há um ano vem me interessando e que é, praticamente, desconhecida na França: o *rolfing*.

Também chamado integração estrutural, o método foi criado por Ida Rolf, uma bioquímica que buscava um novo meio de curar o filho porque não conhecia nenhum método (nunca ouvira falar de Françoise Mézières) capaz disso. (É curioso notar que quase todos os pioneiros de terapias corporais – na maioria, pioneiras, fato que mereceria análise mais profunda – foram doentes ou procuravam tratar uma pessoa que lhes era próxima.)

Entrei em contato com o *rolfing* primeiro através dos textos de Ida Rolf que, por enquanto, só existem em inglês. Fiquei fascinada antes mesmo de ler a descrição do seu trabalho porque ela começa já falando dos efeitos emocionais. Percebi no seu discurso conceitos formulados por certos "psis" de tendência reichiana. Mas era a primeira vez que via esses conceitos expressos e incorporados por um terapeuta corporal na sua visão de trabalho. De fato, os pacientes de Ida Rolf e inúmeros jornalistas tinham falado tanto das perturbações emocionais causadas pelo *rolfing*, que ela se sentia obrigada a afirmar que não era para considerar seu método como uma psicoterapia a mais.

Para ela, como para Françoise Mézières, é a estrutura que determina a função. Mas, enquanto Françoise Mézières se preocupa apenas com a função fisiológica, Ida Rolf acha que a função emocional e todo o comportamento do ser não podem deixar de mudar, se a estrutura corporal muda. "A estrutura", diz ela, "é o comportamento."[4] Ela descreve certos problemas que chamamos "psicológicos" como farpas bem reais introduzidas na carne não menos real. Segundo ela, demos inconscientemente forma biológica a nossas atitudes mentais. Nossas reações nervosas, glandulares, musculares, não estão apenas ligadas a nosso estado emocional; elas *são* nosso estado emocional. Em outras palavras, nossos problemas emocionais se entranham nos músculos "de concreto" que nos obrigam a criar uma organização muscular incorreta. Essa organização incorreta data do momento em que o problema apareceu. Assim, um homem de quarenta anos pode ter pernas de criança de cinco anos – idade em que, por um motivo bem determinado, a organização muscular de suas pernas se fixou. (Pode ter levado um tombo perigoso ou pode ter sido convencido pelos pais de que, se corresse, levaria um tombo perigoso. Pode ser que, para não contrariar a vontade dos pais, ele tenha abandonado os jogos ativos passando horas curvado na escrivaninha ou, ainda, pode ser que tenha ficado "sem pernas" por causa de um medo inaudito. O número de enredo é igual ao número de crianças.) Reestruturar-lhe as pernas é pôr para fora a criança de cinco anos amedrontada, frustrada ou envergonhada que aí estava oculta: é dar a possibilidade de eliminar do comportamento do homem de quarenta anos o estado emocional da criança de cinco anos. (Também é enfrentar uma acumulação de trinta e cinco anos de resistência a essa mudança.)

Segundo Ida Rolf, para que uma mudança verdadeira seja efetuada através de uma terapia corporal ou de uma psicoterapia, é inevitável que haja uma mudança carnal, que os obstáculos energéticos sejam afastados, que o corpo possa se mover com mais facilidade. Sem essa mudança também no corpo, os resultados de

---

4. I. Rolf, *Rolfing: the Integration of Human Structures*, Santa Monica, Dennis-Landsmann, 1977, p. 31.

uma terapia não passam de ilusórios, fugidios: um não anda sem o outro...

Para que "isso ande", Ida Rolf descobriu que era preciso restabelecer a mobilidade das fáscias. As fáscias, ou tecidos conjuntivos, envolvem cada músculo e cada osso. Formam uma vasta rede através do corpo inteiro. Por efeito dos golpes, dos choques, as fáscias – em vez de finas e elásticas – tornam-se duras. As camadas de fáscias colam-se entre si e colam-se nos músculos que envolvem, protegendo-os, momentaneamente, como um esparadrapo numa ferida. No entanto, se o corpo sabe criar seus esparadrapos internos, não sabe livrar-se deles. Quando as fáscias se colam, permanecem coladas... até que um *rolfer* (profissional do *rolfing*) as descole; isso devolve a mobilidade não apenas às fáscias, mas à miofáscia, isto é, ao conjunto composto das fáscias e do músculo que elas envolvem. Quando as fáscias estão descoladas (e podem deslizar como seda), os músculos podem tornar-se mais leves e longos, as articulações encontrar seu lugar exato e a plena mobilidade; as massas do corpo (cabeça, ombros, tórax, pelve, pernas...) podem enfim manter-se alinhadas e o corpo encontra sua verticalidade, isto é, a estrutura equilibrada. "As fáscias", diz Ida Rolf, "são o órgão da estrutura."[5]

Como consegue o *rolfer* deslocar as fáscias e fazer com que o paciente chegue à verticalidade desejada? Com as mãos... e às vezes com os cotovelos (o apelido de Ida Rolf era *the elbow*). O *rolfing* é portanto um método que atinge cada camada de fáscias do corpo todo, desde a mais superficial até a mais profunda, desde os pés até o crânio, inclusive, ... e isso em dez sessões. Mas, em lugar de fazer a descrição objetiva desse método, vou contar como foi minha experiência – experiência bem mais interessante por ser a primeira vez na minha vida em que me colocava na posição de paciente.

---

5. I. Rolf, *Ida Rolf Takes about Rolfing and Physical Reality*, Nova York, Harper and Row, 1978, p. 34.

Depois de ler o texto americano de *O corpo tem suas razões*, uma californiana que pratica o *rolfing* escreveu-me com o intuito de conhecer melhor a antiginástica e o método Mézières, pedindo que eu a aceitasse como paciente. Propunha-me, em troca do meu trabalho, as dez sessões de *rolfing* que sabia praticar.

Quando chegou, tratava-se de uma pessoa de uns cinqüenta anos, com olhos de um azul que eu nunca havia visto e que deve ser igual ao do Pacífico. Exuberante, calorosa, quase maternal, desde o primeiro contato mostrou aquela simplicidade que se costuma chamar tipicamente americana. (É a mesma pessoa de quem já falei, que começa as sessões segurando a mão do paciente nas suas.) Apaixonada por seu trabalho, explicou-me que na época em que aprendeu o *rolfing* não era exigido o diploma em cineseterapia, ou o equivalente, mas sim ter passado por uma psicoterapia ou análise. De preferência, os candidatos deveriam estar praticando um trabalho manual de precisão. (Um dos mais eminentes *rolfers* tinha sido escultor; muitos outros, artistas ou artesãos.) Acrescentou (ela própria em processo de divórcio) que mais da metade de seus colegas se tinham divorciado ou passado por crises na vida íntima desde que se dedicaram ao *rolfing*. Explicou que o trabalho era muito absorvente, e exigia inteira disponibilidade; a pessoa se deixava invadir pela vida dos outros, de tanto que os invadia, que entrava na pele deles. Quanto aos pacientes, eram inúmeros os que tinham mudado de trabalho, de modo de vida. Especialmente interessada por crianças, sobretudo pelas que tinham traumatismos cerebrais, tratava-as em sessões muito curtas e chegava a organizar grupos de crianças aplicando o *rolfing* ao mesmo tempo que jogava com elas. Ida Rolf deve ter percebido nela essa aptidão excepcional porque a primeira pessoa na qual deixara que ela fizesse, durante o período de aprendizagem, um trabalho prático foi num bebê de dois meses!

Mais interessada do que nunca, fiquei na expectativa da primeira sessão. Mas a lembrança mais viva que me restou foi a dificuldade que tive de ficar, como paciente, inteiramente presente à sessão. Mantinha-me distante, de certa forma, não querendo admitir que fazia algo além de uma experiência profissional. A toda hora eu levantava a cabeça para olhar as mãos de minha terapeuta – evitando entretanto o seu olhar –, mexia-me sem parar, falava muito... dela. Enfim, eu tentava escapar como podia. Por mais que a gente perceba as resistências dos outros...

Mas fui obrigada a voltar à realidade do meu corpo quando ela começou a trabalhar minha perna direita (a mesma que eu tinha modelado "fraca" com Gerda Alexander). Soltei um grito que não era nada distante. Procurei em seguida me recuperar discutindo a fama que tem o *rolfing* de ser muito doloroso. "A dor é uma opinião", respondeu-me impassível, minha torturadora. Protestei, mas ela continuou, tranqüila, rasgando em tirinhas a minha barriga da perna. "Não sou eu que lhe estou causando dor, é você. A dor que você está sentindo provém da sua resistência." A famosa palavra tendo sido pronunciada, relaxei a tensão na perna... e a dor diminuiu imediatamente. "No fundo", disse-me, "dor física, psíquica, o que você queira, vem da recusa de vivenciarmos plenamente um acontecimento quando ele ocorre. A gente se crispa e essa crispação aumenta a dor. Ou então a gente emprega a vontade para se convencer de que não sente nada. Mas isso nunca dá muito certo; e a gente acrescenta, como brinde, uma ferida no amor-próprio. O que você acha disso?"

Eu não achava nada, não estava mais com vontade de conversar. Tendo desistido de criar barreiras, havia-me entregado em suas mãos e sentia-me bem. No fim da sessão sentia-me mais longa, flexível, alegre, com grande vontade de mexer-me e de rir. Agradeci e marcamos a sessão da semana seguinte.

Mas no outro dia já estava pensando nessa sessão, impaciente e ansiosa com a idéia de que ela pudesse ser cancelada ou adiada. Não me reconhecia mais. Não podia compreender como, de repente, eu me tornara dependente; mas esses dias de espera ajudaram-me muito a compreender a dependência de meus próprios pacientes, o desejo de reencontrar alguém que os ajuda, que parece conhecê-los melhor do que eles próprios.

Não vou contar aqui todas as minhas sessões de *rolfing*, mas quero falar da sétima, que é considerada como perturbadora. Nela são trabalhados o pescoço assim como o interior e o exterior da cabeça, em todo sentido. Ao descolar as fáscias do crânio e ao liberar a respectiva musculatura, o *rolfer* faz mexer os ossos. Repito: os ossos, pois, apesar do costume de imaginar o crânio como um osso único, ele é composto de dezesseis ossos (sem incluir os do maxilar) e de umas cinqüenta articulações – fato que eu poderia muito bem ignorar, já que o curso de cineseterapia clássica que fiz antes de aprender o método Mézières não inclui a cabeça!

Logo, por ser muito complexa e articulada, a cabeça pode, como o resto do corpo, mudar de estrutura, e isso independentemente da idade do paciente. Ao mexer os ossos do meu crânio, a terapeuta *rolfer* fez com que eu reencontrasse as sensações que tive na hora de nascer, tirada com fórceps. Terrível experiência, terrível re-experiência. Compreendi que havia conservado vestígios do meu nascimento não apenas na cicatriz da testa, mas também num ferimento profundo dos tecidos sob a pele, sem falar de outros ferimentos ainda mais profundos.

Mas talvez a parte mais importante desta sessão seja o trabalho no interior da boca, nas fáscias do palato, das paredes das bochechas e da língua. Tendo observado que todos os músculos da cabeça, pescoço e rosto estão direta e indiretamente ligados às vértebras cervicais, Ida Rolf decretou que era impossível alinhar essas vértebras e dar à cabeça a postura apropriada sem trabalhar todos os músculos da cabeça, mesmo os menos evidentes. Para Ida Rolf, uma das razões fundamentais de se procurar a postura correta da cabeça é permitir que o cérebro funcione como órgão "flutuante" que é. Feito para mover-se com liberdade no recinto do crânio, o cérebro esbarra na parede e não pode ser integralmente irrigado quando a cabeça pende de modo crônico. Outra observação muito pertinente de Ida Rolf: o joelho, o quadril, etc. podem incomodar, mas nunca se chega a dizer "estou doente" enquanto não se sente mal-estar na nuca. Mas voltemos às fáscias do interior da boca. Como conseguiram se colar, que golpes receberam para tanto? O golpe da auto-repressão, pode-se dizer; porque a pessoa não se permite gritar, chorar, falar e fica revirando na boca sete vezes cada frase até perder a espontaneidade e sacrificar a mobilidade da língua.

Quem tem a língua "contraída" é quase sempre tagarela: sente necessidade de agitar a língua buscando distendê-la; é o mesmo que acontece com as crianças chamadas "hiperativas", que não param de se agitar procurando livrar-se da musculatura contraída. Ida Rolf menciona o caso de um menino que, depois do tratamento, ficou mais bem adaptado ao convívio com os outros porque conseguiu, enfim, deixá-los falar e escutá-los. Ao contrário do que diz a expressão, "soltar a língua" equivaleria a uma nova possibilidade de silêncio.

Mesmo essa breve apresentação do *rolfing* mostra o interesse e valor que tem. Sem dúvida alguma, traz algo de novo e importante ao esclarecer o papel das fáscias, até então consideradas sempre junto com os músculos que envolvem. Pessoalmente aprecio muito o tipo de formação dos *rolfers*, o fato de lhes ser exigido previamente uma certa destreza, senso estético e noção da unidade corpo/espírito. Pretendo continuar em colaboração com os *rolfers*... os legítimos, formados pelo Instituto Rolf do Colorado nos Estados Unidos da América. (Cuidado: a integração postural não é idêntica à integração estrutural, que é o nome oficial do verdadeiro *rolfing*.) Com algumas reservas, acho o *rolfing* um excelente modo de proporcionar flexibilidade à pessoa, o que pode facilitar e ser o ponto de partida de qualquer outra terapia – corporal ou não. Também acho que, depois de dez sessões de *rolfing*, qualquer pessoa considerada "com boa saúde" pode ficar ainda melhor. Não estou convencida, porém, das possibilidades de esse método curar definitivamente as deformações graves... o que me leva a compará-lo com o método Mézières.

O *rolfing* é praticamente, que eu saiba, a única técnica ocidental que não contradiz os princípios de base do método Mézières; já é muito. Ida Rolf sabe como é importante alongar o conjunto da musculatura, conferindo papel de destaque ao psoas, o mais encurtador dos músculos posteriores. Nos seus livros ela fala muito da necessidade de procurar a simetria tridimensional: a lateral, a anteroposterior e a superior em relação à parte inferior do corpo. Ela explica que é preciso investigar as causas em vez de tratar os sintomas. E, lógico, construiu seu método a partir da idéia de que a estrutura determina a função, e não o inverso. Mas...

Não sei como dizer de outro modo. Ida Rolf não é Françoise Mézières. Ela não fez a mesma descoberta. Pode-se dizer que Ida Rolf foi mais longe (talvez tenha sido mais extensa) em suas pesquisas, mas no seu percurso não se deteve o suficiente diante do que considero primordial: a anatomia da musculatura posterior que faz com que ela esteja, inevitavelmente, na origem de toda deformação adquirida. Ida Rolf morreu recentemente sem conhecer a descoberta de Françoise Mézières. Talvez ela pudesse ter-se informado mas, como quase todos os inovadores de terapias corporais (Françoise Mézières, inclusive), uma vez elaborado o seu método, ela procurou aprofundá-lo nos limites da própria definição, sem olhar para mais nada. Mas nos próximos anos é possível que alguns *rolfers* e adeptos do método Mézières venham a colaborar e, juntos, desenvolvam o trabalho de seus mestres.

Defensora incansável do método Mézières, certamente responsável em parte pelo prodigioso impulso que alcançou de três anos para cá, sou no entanto malvista por inúmeros colegas terapeutas que com ele trabalham. Constatei esse triste paradoxo recentemente, num congresso de mezieristas no Gers, no qual Françoise Mézières me convidou a falar para centenas de "colegas".

Não cheguei a ser vaiada (ainda há resquícios de educação) mas desde os primeiros minutos da minha exposição houve movimentos de indignação, murmúrios irônicos e, quando o ambiente se tornou declaradamente hostil, uns assobios corajosos. O que teria eu dito para provocar essa reação? Disse que nosso trabalho consistia em tratar a pessoa toda. Que o fato de haver ao nosso alcance uma técnica excepcional não nos eximia de levar em conta as sensações, a sensibilidade e os sentimentos de nossos pacientes. Que sem essa percepção global, poderíamos nos tornar mecânicos – certamente habilidosos, mas nada além de mecânicos. Falei da idéia de Groddeck, de que a doença é uma criação, às vezes a única de que o indivíduo é capaz, e acrescentei que, para compreender a criação do outro, é preciso deixar aflorar a própria sensibilidade. A julgar pela agitação da platéia, parecia que eu estava enunciando pela primeira vez a existência do inconsciente. E no entanto eu não estava dizendo nada de inédito, nada que já não tivesse escrito em *O corpo tem suas razões*. Pois justamente! Meus colegas estavam indignados com minhas palavras porque os leitores que haviam conhecido o método Mézières e tinham ido consultá-los (quase sempre por indicação minha) ficavam à espera não apenas de mãos habilidosas mas também de um olhar, de um ouvido atento, de uma sensibilidade... Os mezieristas estavam furiosos comigo porque não podiam responder a essa demanda. (Soube mais tarde que achavam que eu tinha "criado" essa demanda, assim como se supõe que a publicidade é que cria a demanda de um novo produto.) Apesar da crescente agitação na sala, pude falar rapidamente ilustrando minha explanação com fatos bem parecidos com os que conto neste livro mas que, naquele recinto, foram recebidos como inadmissíveis, intoleráveis, risíveis.

Enfim, chegou a hora do debate e pude ouvir diretamente as censuras que me faziam os colegas. Queixaram-se de eu lhes ter enviado pacientes "que nos enchem com o seu falatório insuportável", "uns pirados com doenças psicossomáticas". Uma senhora acusou-me de projetar minhas neuroses nos pacientes, os quais certamente só tinham deformações físicas. Um velho mezierista aproveitava para contar que não havia aceito como seu assistente um jovem terapeuta porque este se interessava demais pelas terapias emocionais e que "a gente não deve misturar tudo". Outros, mais comedidos, opunham o fato de não terem recebido formação adequada para abordar a pessoa toda, acrescentando que, se tivessem vocação para psicólogos, não se teriam tornado mezieristas.

Não me deram muito tempo para resposta nesse congresso e, de todo jeito, eu estava desanimada demais para tentar. Gostaria de responder agora, de dirigir-me não só a meus colegas mas também e sobretudo aos seus pacientes, aos seus futuros pacientes e aos meus.

O método Mézières é o único capaz de curar as deformações físicas porque aborda diretamente *a causa mecânica* do mal. Uma das provas de sua precisão e veracidade é que até um terapeuta limitado, inexperiente, pode conseguir bons resultados com o método. Acho, aliás, que é possível enunciar como regra geral: quanto mais forte for uma técnica corporal, menos imperioso será que o terapeuta seja forte; e quanto mais capenga for a técnica, mais ela dependerá das qualidades pessoais ou do poder "hipnótico" do terapeuta.

Segundo minha experiência nesse congresso, constatei que é possível não querer considerar no trabalho o fato de a vida corporal e a vida psíquica coexistirem e serem interdependentes. Porém, parece-me impossível negar o próprio fato. Temos uma memória muscular que, também ela, não esquece nada: apenas se acostuma. Desde que nascemos nosso corpo passa por tantas transformações que já não reconhecemos nele o corpo do recém-nascido, o da criança, o do adolescente. Mas não fomos perdendo cada um desses corpos para chegar ao nosso corpo atual. Continuamos com os mesmos músculos; continuamos com o mesmo corpo, acumulação de todas as nossas experiências, espécie de banco dos sofrimentos e dos prazeres. Quando se deixa de zombar desta evidência (com medo de reconhecer-lhe a gravidade) e se passa a admiti-la, só há uma conclusão: ao tocar o corpo de um ser, tem-se em mãos a sua vida e todo o seu passado.

Quanto mais completa for a técnica utilizada para tocar o corpo, maiores serão portanto as probabilidades de atingir todo o ser. Assim, o método Mézières é potencialmente um método global que permite o acesso ao ser integral. São justamente essas imensas possibilidades que assustam quem o pratica. O terapeuta corporal ao abordar a causa mecânica do mal está tão próximo quanto possível da *outra* causa, isto é, da angústia psíquica original, concomitante ao desarranjo mecânico. Portanto, não é de admirar que muitos mezieristas, ao terem contato com essa angústia, deixem pender os braços, fechem os olhos, tapem os ouvidos. Ou então, assustados com essa nova responsabilidade, mandem os pacientes a outro tipo de especialista. Foi o que fez uma experiente mezierista: mandou para um psicoterapeuta especializado em problemas específicos dos músicos (a especialização é ilimitada?) um violinista, ex-criança prodígio, de quem tinha curado a artrose da nuca mas que continuava desesperado por não conseguir retomar o violino. Outra mezierista, que ajudou uma moça, que tivera poliomielite quando criança, a recuperar o andar normal, dizia que talvez não devesse ter feito isso. A paciente – que usava a deficiência como muleta – ficou depois tão desequilibrada que já tinha tentado o suicídio mais de uma vez. Horrorizada por ter libertado demônios cujos nomes não constam do livro de anatomia, essa terapeuta ficou ainda mais embaraçada quando a paciente recusou-se a ir tratar a cabeça em outro lugar, continuando a pedir-lhe ajuda.

Logo, quem deve ser o terapeuta do corpo para poder lidar com essas graves responsabilidades? Parece evidente que, primeiro, ele deve reconhecer que não se modifica impunemente a estrutura corporal de um ser. É preciso que esteja em bom contato com suas próprias emoções para não bloquear as dos outros. É preciso que tenha enfrentado seu próprio sofrimento. E que, não apenas saiba escutar com comiseração, mas que tenha ouvidos para captar os subentendidos, que escute o que é calado, que seja sensível ao poder simbólico das palavras. E como tornar-se uma pessoa assim, terapeuta no pleno sentido da palavra? Por enquanto cabe a cada um se arrumar como puder, completando seu conhecimento dos mecanismos do corpo por meio de investigações pessoais, e isso porque, que eu saiba, não existe na França nem em nenhum outro lugar uma formação integral para o terapeuta do ser total. Atualmente é impossível aprender numa mesma escola a tratar tanto a causa mecânica do mal quanto a causa, digamos, psíquica. Mas, supondo que essa formação existisse, quantos fisioterapeutas, quantos psicoterapeutas iriam procurá-la? Quantas "mãos" ousariam considerar-se outra coisa? Não teriam seus motivos profundos (como eu, aliás, no início) para escolher um trabalho que pode ser feito em silêncio? Quantas "cabeças" se dignariam aprender um trabalho manual? E quantas teriam força física para isso, depois de terem passado tantos anos num divã e, em seguida, numa poltrona atrás de um divã? É freqüente os psicanalistas desejarem "estar em contato com a matéria", como exprimiu um amigo analista, na sua típica falta de simplicidade. Mas como satisfazem eles esse desejo? Quase sempre fazendo cerâmica ou tecelagem...

Antes de descrever minha própria pesquisa de uma terapia global, gostaria de dizer aos mezieristas – que por definição estão certos no que se refere à estrutura do corpo e que, pela mera escolha do método, já romperam com a falsa e nociva tradição clássica – que a técnica excelente não deve ser o ponto de chegada de sua busca, mas apenas o início. Cabe-lhes reencontrar sua audácia, ir mais adiante, procurar ver o que é mais difícil de ser visto: eles mesmos.

Há atualmente na França muitas "viagens organizadas" para quem deseja partir em busca de si mesmo ou alargar os horizontes profissionais. Cada escola de psicanálise é representada por um número considerável de terapeutas; existem dezenas de centros onde se pratica uma variedade cada vez maior de terapias psicocorporais em grupo ou em sessão individual. Cada semestre são publicados novos livros com novos métodos para achar, resolver ou dissolver problemas. Inúmeros terapeutas desses métodos que eu não conhecia interessaram-se por meu trabalho, vindo procurar-me, e eu também pude aprender algo sobre o trabalho deles através dos seus textos ou fazendo em mim mesma a experiência.

Fiz esse esforço porque muita gente que trato já experimentou outras terapias, fala-me delas e procura estabelecer ligações entre o trabalho feito comigo e o que faz ou fez com outras pessoas. Também agi assim porque, com a prática do método Mézières, já estava convencida de ter as bases de uma terapia global, mas precisava ir mais longe. No fundo, prossegui minhas pesquisas por um motivo muito simples, e o único talvez que justifique o que quer que seja: o amor da verdade e o desejo de saber, se possível, toda a verdade.

Neste capítulo não pretendo fazer o repertório de todas as terapias existentes. Vou falar brevemente de algumas que me interessam porque, direta ou indiretamente, por motivos positivos ou negativos, permitiram-me compreender melhor a direção que meu próprio trabalho poderia tomar.

Embora possa surpreender e até desnortear algum leitor do meu primeiro livro, que descrevia um trabalho dando prioridade às sensações e onde a palavra só tem um papel ocasional, quero começar a descrição de minha busca fora das terapias corporais falando da psicanálise e, em particular, da minha psicanálise. Prevendo certas reações, já adianto que o fato de haver empreendido essa busca não desmente nem desvaloriza o trabalho corporal que absolutamente não estou renegando. Muito pelo contrário. Desde minha aventura psicanalítica, as possibilidades do meu trabalho parecem-me mais amplas e mais realizáveis.

Não foi com um terapeuta reichiano que comecei a fazer análise, mas sim com uma adepta bastante rigorosa da Escola freudiana de Paris. Optei por um método que é, sob vários aspectos, exatamente o oposto do que eu mesma pratico. Já que era uma aventura, achei mais interessante lançar-me no que me era mais estranho. Mas por que a análise? Por vários motivos, dentre os quais o profissional: havendo entre os participantes dos meus grupos tantos analistas, analisandos e analisados, eu mesma não podia deixar de passar por essa experiência. Entre meus motivos pessoais havia este: milhares e milhares de pedidos de socorro e de conselhos que me foram dirigidos depois da publicação do livro, bem como minha participação em programas de rádio e de televisão, obrigaram-me a fazer perguntas sobre a pessoa a quem esses pedidos eram dirigidos. A confusão entre personagem fictícia e personagem real que os interlocutores haviam feito deixava-me também numa certa desordem, acentuada pelo fato de não haver escrito o livro sozinha. Além de existir um "eu" real e um "eu" fictício, já difíceis de separar, esse "eu" era também duplo, por ter sido pronunciado a duas vozes – a minha e a da minha colaboradora. Mais do que em qualquer outro momento de minha vida, encontrar minha verdade profunda surgiu como um desafio inadiável. (Uma das primeiras coisas que fiz para "me encontrar" foi deixar de tingir o cabelo, cuja cor natural, para meu grande espanto, verifiquei ser o branco. Atualmente estou loira de novo, e publicando outro livro com dupla autoria, porque entendi que o essencial não está apenas em enfrentar a verdade pessoal, mas sim em saber entrar em acordo com ela.) Mas, voltemos à confusão anterior ao início da minha análise. Já que ela provinha das palavras, seja as que eu escrevera, seja as de Carol, seja as das cartas, resolvi tentar esclarecê-la através de palavras. E na análise, de fato, só contam as palavras. O importante é dizer tudo, sem censura, sem "arranjo". Para a analista, meu corpo só existia na medida em que eu falava. Deitada no divã, eu não podia vê-la e ela, na sua poltrona atrás de mim, não me olhava. Quanto a tocá-la ou ser tocada por ela, era impensável. Isso teria sido um *acting out* estritamente proibido segundo as regras do jogo. Palavras, só palavras. Proibida também qualquer relação "pessoal" com o analista que só deve ser aquilo que o analisando faz dele. Transferência, só transferência. Para mim, que tinha decidido calar-me logo depois de ter aprendido a falar, que tinha as palavras nas mãos e não na boca, que tinha escolhido uma profissão que podia ser praticada no silêncio, que atribuía um lugar capital ao "saber ver", que conhecia a importância do olhar e o valor curativo do calor humano, ficar reduzida a uma voz, ou melhor, à emissão vocal, e ficar de frente (ou melhor, costas) para um pretendido silêncio terapêutico mas que me parecia às vezes obstinado e excessivo, era uma experiência inteiramente nova.

Experiência que me obrigou a me fazer um mundo de perguntas sobre mim mesma, sobre o papel do psicanalista e sobre o de qualquer terapeuta. Falarei disso mais adiante. Por enquanto quero contar o que achei de muito feliz na análise. A palavra "feliz" foi escolhida com cuidado. Para mim foi uma verdadeira felicidade estabelecer as conexões entre situações de minha vida que anteriormente me pareciam contraditórias, díspares, inatingíveis.

Tornar-me testemunha de minha própria coerência, ouvir através do meu relato pessoal uma outra história, estruturada e inevitável, reconhecer o desígnio que percorre todas as minhas histórias passadas e as minhas ações presentes, foi nessa aventura – dolorosa e por vezes aterradora – que achei uma verdadeira felicidade. Essa felicidade foi a do reencontro, e a pessoa que reencontrei, é claro, fui eu. Por que reencontro e não encontro? Porque só descobri o que já sabia... mas não sabia que sabia. Isto significa que meu saber inconsciente tornou-se consciente. Pude devolver à minha consciência o que tinha sido dela e que recalcado, escondido, esquecido, deixara de ser.

Mas como pôde ser efetuada tal operação? Como pude ouvir uma história diferente da que, sessão após sessão, eu mesma contava? Como pude ouvir uma história diferente através das palavras às vezes sem coerência evidente, sem contar episódios, através de restos de sonhos, de lapsos, de escapulidas inesperadas e "inescutadas"? Pude ouvir porque falava em voz alta e porque estava sendo escutada – e de modo especial.

Quem escutava estava mais atento às palavras do que à história que narravam, às palavras que eu pronunciava sem me dar conta de seu alcance, ao além e ao aquém dessas palavras: ela escutava o que eu dizia sem saber e escutava o que eu não dizia. Foi sua escuta que ajudou a minha a encontrar a acuidade e suas outras possibilidades. Sua escuta e suas intervenções orais que achei, às vezes, demasiado curtas e elípticas. Por quê? Porque depois de ter passado mais de um ano a escutar a minha voz e os silêncios da analista, achei que era hora de começar a formular essa outra história, e de tirar as respectivas conclusões. Até certo ponto eu podia fazer isso sozinha, mas esperava ser ajudada nessa tarefa – que era nova para mim e corriqueira para ela.

No entanto, em vez de me entregar às suas conclusões, a analista, fiel ao seu método rigoroso, deixava escapar apenas algumas palavras ou, excepcionalmente, uma frase inteira: frase que nunca era uma conclusão mas sim um enigma formulado – como todo enigma que se preza – em linguagem ambígua e até hermética. Eu já não sabia se tinha vindo consultar uma psicanalista ou um oráculo. Frustrada, voltando outra vez ao silêncio, minha vontade era dar pontapés, levantar e ir embora batendo a porta. Mas como boa analisanda e terapeuta desejosa de participar integralmente de um método alheio, nada fiz a não ser falar dos meus pontapés, da saída, da porta batida... enquanto refletia sobre o sentido da não-diretividade e da psicanálise que é a sua técnica por excelência. Não haveria, no silêncio do terapeuta, algo de tirânico, de esmagador ou que, pelo menos, causa receio? Encontrei-me diante de dificuldade semelhante às dos participantes dos meus grupos, que remeto a si próprios quando me perguntam aonde vão, se vão e o que sentem. Mas se eles podem – e acho que sim – ter a certeza de suas sensações, é difícil ter certeza das conclusões verbalizadas a que se chega sozinho, porque as palavras e as possibilidades de seu querer-dizer e de seu poder-dizer são infinitas.

Não tenho a intenção de contar aqui os pormenores de minha psicanálise, mas gostaria de falar de uma descoberta que fiz com a ajuda de minhas palavras, de minha escuta, da analista e de meu corpo. Fiquei sabendo que minhas pernas estavam organizadas para correr depressa, que minha energia estava concentrada nas pernas, o que lhes permitia estarem sempre prontas para sair correndo. É claro que cabe perguntar se um terapeuta corporal tem necessidade de fazer análise para compreender suas pernas...

Já que eu nunca havia sentido um bloqueio energético na parte inferior do corpo, já que sempre gostara muito de andar, de correr, de dançar, nunca tinha pensado em questionar "minhas pernas". Se algum pensamento me ocorria a esse respeito era o de achar que era uma sorte eu ter pernas sem problemas. Logo, sem a psicanálise eu não teria descoberto a verdade "delas". Mas justamente falando, através das palavras que provocavam sensações em minhas pernas, através do relato de meus fantasmas infantis, através de meus sonhos em que a fuga era um tema recorrente, entendi que eu tinha pernas muscularmente organizadas para correr, e isso, não por sorte ou por hereditariedade, mas por necessidade. Quando criança, tinha havido para mim a necessidade imperiosa – questão de sobrevivência – de estar preparada para partir assim que fosse preciso. E foi exatamente o que fiz.

Para outros, porém, estar organizado para partir e ter necessidade disso não quer dizer que vão conseguir realizar a partida. De fato, essa organização muscular torna os obstáculos à partida ainda mais dolorosos. Se a criança estiver encerrada numa situação que não pode abandonar – e isso é específico à criança –, se ela nem pensa que pode deixar essa situação realmente, fisicamente, a organização muscular que tornaria possível a sua partida desvia-se, paralisa-se, estagna. Assim, pela vida afora, a criança guardará a sensação e o sentimento – talvez indizível – de estar restringida, de ser testemunha forçada de cenas a que não deseja assistir. Ela vai sentir que sua verdadeira vida está em outro lugar, mas é provável que já nem tenha pernas para ir até esse lugar, que acabe "esquecendo" ou negando a própria vontade de ir até lá. Cerceada em seus movimentos, incapaz de ir embora ou até de lutar contra as forças que a restringem, poderá sofrer não apenas no nível das pernas, mas no corpo inteiro. Segundo experiências efetuadas pelo biólogo Henri Laborit, a inibição da ação dá origem a inúmeras doenças – hipertensão, úlceras gástricas, infarto do miocárdio – e ao bloqueio do sistema imunitário. Acrescento esses breves esclarecimentos pessoais porque acho que muitas crianças e ex-crianças sofrem com sua imobilidade, em todos os sentidos da palavra. Refiro-me a isso também porque às vezes é justamente da palavra que vem a sensação e que será preciso deixar as palavras se "mexerem" em todos os sentidos antes que o corpo o consiga.

Não falta quem critique a psicanálise, especialmente nesta época de proliferação das técnicas psicocorporais de toda espécie. Mas nem sempre esse descrédito é justificado. Quero referir-me às dissidências que considero frutuosas, como a de Frederick (Fritz) Perls, com sua gestalt-terapia, uma das mais completas que encontrei na minha busca de terapia global.

Fritz Perls era um psicanalista alemão formado por alunos de Freud e influenciado pelos trabalhos de Reich. Durante vários anos praticou a psicanálise freudiana, acabando por abandoná-la. Como muita gente, ele a considera demasiado longa, cara, fator de dependência e de infantilismo do analisado, encerrada na abstração, responsável pela transformação de teses improváveis em dogmas, desligada da realidade corporal. Chega a tratá-la de "besteira", apesar de reconhecer o imenso valor de certos conceitos de Freud. (Contesta com ousadia, embora sem tanta veemência, acho eu, o trabalho de Reich.)

Na gestalt-terapia, Perls rejeita a transferência e propõe o *acting out* diante do terapeuta e dos membros do grupo, que têm a possibilidade de comentar o comportamento do sujeito. Perls substitui a não-diretividade por uma técnica de frustração, em que o terapeuta obriga o paciente a enfrentar o conflito, a "enfiar a cara". Não fica esperando que o paciente diga seu corpo, mas mostra-lhe, às vezes de forma brutal, a sua postura, a sua linguagem corporal. Em vez do termo "neurose", prefere "desordem do crescimento". Não atribui importância ao inconsciente e proclama que o que conta é olhar o que está evidente, o que aparece na superfície. "Neurótico é aquele que não vê a evidência."[1] Quanto à livre associação de palavras e de idéias, ele a considera como "dissociações esquizofrênicas com o intuito de evitar a experiência". Para ele, o passado é tão inexistente quanto o futuro: a única realidade é "aqui e agora", e o difícil é viver nessa realidade. Com Perls, não se cogita absolutamente de deitar num divã; ele usa a *hot seat*, que significa cadeira quente, cadeira que esquenta ou ca-

---

1. F. Perls, *Rêves et existence en gestalt thérapie*, Paris, EPI, 1972, p. 37.

deira desconfortável. Na verdade, trata-se de uma cadeira comum na qual o paciente se senta ou faz sentar personagens ou objetos imaginários a quem confere a palavra e com os quais dialoga. Menos fácil de traduzir é o termo *gestalt*, que, em alemão, quer dizer forma ou estrutura, mas que no contexto da terapia de Perls significa situação realizada, completa.

E eis-nos no cerne do conceito de Perls, que afirma: estamos sempre nas mesmas situações inacabadas que permanecem incompletas desde a adolescência, desde a infância e até desde o nascimento. Por não ter conseguido viver e aceitar essas situações até o fim, continuamos a repeti-las infindavelmente. Por isso comportamo-nos sempre do mesmo modo. Ficamos paralisados pelos mesmos medos, pelas mesmas impossibilidades de ação e de reação. Vemos sempre a mesma coisa, isto é, um único aspecto das imagens e situações – que sempre possuem vários aspectos. Fixados no passado (que segundo Perls não tem realidade), impedidos em nosso processo de maturação pelas situações inacabadas, não conseguimos ver o aqui e agora. Temos uma percepção mínima de nós mesmos vivendo no presente, e de nossas sensações no instante atual. (Há quem fuja do presente projetando-se para o futuro, o que provoca ansiedade – que nada mais é do que a distância entre o agora e o depois.)

Como trabalha Perls para ajudar seus pacientes a perceberem as limitações da consciência que têm de si e do mundo exterior tal como se apresentam aqui e agora? Como faz ele para que o paciente tome consciência da situação inacabada na qual está preso e como pode ajudá-lo a terminá-la, isto é, a realizar uma gestalt?

Perls propõe inúmeros exercícios que parecem extremamente simples enquanto a gente não os faz. Pede, por exemplo, que você formule quantas frases puder para descrever aquilo de que você tem consciência no momento. Cada frase deve começar pelas palavras "agora" ou "aqui e agora" e ser formulada, é claro, com o verbo no presente. Em seguida, você deve se perguntar por que terminou a experiência num determinado momento. O que aconteceu imediatamente antes de você parar? Você estava cansado? Você tinha de fato chegado ao fim das coisas de que você tinha consciência? Suas frases descreviam de verdade suas percepções do momento, ou haveria frases como: "Agora vi meu amigo ontem", ou: "Agora vou ver meu amigo amanhã"? Será que você está meio sem jeito com a banalidade de suas frases, que foram, talvez, do tipo: "Agora meu nariz está coçando"? Você acha que só os momentos excepcionais merecem ser vividos, admitidos?

(Fico imaginando como esse exercício seria feito por uma senhora que vinha regularmente de outra cidade tratar-se comigo e que, um dia, eu fiz esperar muito tempo. Assim que ela me viu, dirigiu-se para a saída.

– A senhora está atrasada vinte e nove minutos.

Pedi desculpas, mas ela nem me deixou acabar.

– Tenho que tomar o trem.

– Mas ainda dá para trabalhar uma hora.

– Uma hora não chega. As sessões são de hora e meia.

Expliquei que com uma hora já dava para fazer um trabalho satisfatório.

– Preciso de uma hora e meia.

– Então a senhora veio até Paris para me ver e agora prefere passar uma hora na estação, esperando o trem?

Perplexa mas irredutível, respondeu, como se isso explicasse tudo:

– Amanhã tenho um almoço.

E foi embora.)

Para ajudar o paciente a tomar consciência de algo além do que está acostumado a perceber, Perls pede-lhe que imagine uma situação, um objeto ou uma atividade pelo avesso, como se fossem exatamente o contrário do que parecem, e isso sem julgar, sem discutir se são adequados ou ridículos, possíveis ou impossíveis. Por exemplo, olhe para a lua e imagine que é ela que está olhando para você. Pendure na parede um quadro de cabeça para baixo e fique olhando. Imagine que a pessoa que vem andando ao seu encontro está recuando... como num filme que se faz voltar. Esses exercícios mentais podem parecer sem importância. Mas para Perls são o início de uma nova possibilidade de cada um compreender suas emoções, as situações da vida que quase sempre são o inverso do que se crê. E se o amor que você tem por alguém é na realidade a sua necessidade de ser amado? E se a confiança que você tem em si mesmo for no fundo uma profunda insegurança? E se você faz perguntas não para achar a resposta, mas sim porque você tem a resposta? Esses exercícios me fizeram lembrar inúmeros pacientes que se queixam de se sentirem fracos e que, na verdade, sofrem de excesso de força; que se acham vítimas dos outros e das circunstâncias e que são seus próprios carrascos...

O que me pareceu mais interessante nos textos de Perls foi o seu trabalho sobre os sonhos. Em vez de interpretá-los de modo freudiano (exercício demasiado intelectual, segundo Perls), ele propõe que se considere cada elemento do sonho como uma expressão de quem sonha. Se, por exemplo, você sonha que vai andando por um caminho e que um lobo ferido surge do bosque e fica andando em torno de você, marcando o chão com gotas de sangue, Perls sugere que você é não apenas a personagem do sonho que você reconhece como sendo você, mas também o caminho, o bosque, o lobo, o sangue e o círculo vermelho no qual você está preso. Ele lhe pediria que sentasse no *hot seat*, sucessivamente, "você", o lobo, o sangue, o caminho, etc., e que os fizesse falar usando exclusivamente o "eu", o presente do indicativo e começando toda frase por "aqui" ou "agora". Em seguida, que você fizesse dois elementos do sonho dialogarem: situação que leva inevitavelmente a uma balbúrdia verbal, pois reflete sempre um conflito no seu interior. Isso tudo aconteceria sob a direção implacável de Perls, que forçaria você a confrontar o que até então teria feito questão de evitar. Desse tipo de experiência resultam encontros dramáticos com todos os aspectos de si mesmo, um face-a-face com a experiência reprimida, com o passado que se torna presente, isto é, uma realidade viva.

Se a gestalt leva em conta o corpo e chama a atenção sobre as atitudes corporais, ela não propõe, que eu saiba, movimentos especiais. Mas Ida Rolf tinha cursos em Esalen (a Meca das terapias psicocorporais, em Big Sur, Califórnia) na mesma época de Perls, e ele recomendava a seus pacientes que se tratassem com ela, como complemento de sua terapia.

O que conheço da gestalt-terapia aprendi nos textos de Perls, dos quais alguns estão traduzidos para o francês (ver bibliografia). Eu gostaria de ter feito a experiência real e convidei terapeutas que praticam esse método para trabalharem comigo e com meus colegas. Mas até agora não encontrei ninguém em Paris que se dedique inteiramente a essa arte. (Acho que é preciso ter bastante coragem, experiência excepcional e "forte personalidade", como a de Perls, para ser um "frustrador" ao mesmo tempo encarniçado e sensível.) Os que vieram faziam um pouco de cada: um raminho de gestalt, um raminho de bioenergética, um raminho de análise transacional, um raminho de grito primal, um raminho de não sei mais quê: ramalhete heteróclito de vários e confusos sabores correspondentes ao gosto do dia. São os profissionais cujos anúncios publicitários nos jornais freqüentemente propõem fins de semana e "laboratórios" de curta duração em que qualquer pessoa pode ter a oportunidade de "explodir", de abrir uma brecha na sua couraça: miniatividade maldita por Perls e por quem busca a profundidade. Passar o fim de semana a soltar gritos, a suar frio, a tremer por causa de medos antigos, beirando "a revelação", pode ajudá-lo a reencontrar momentaneamente um aspecto da criança que você foi (sob a supervisão de terapeutas compreensivos e entusiastas: os pais ideais). Mas quando chega a segunda-feira, quantos não voltam a ficar sós e, com a armadura rachada, mais vulneráveis do que nunca, apavorados como crianças abandonadas?

Essas amostras emocionais não devem ser distribuídas a esmo. Na melhor hipótese, não dão em nada. Mas há sempre alguém que de fim de semana em fim de semana vai colecionando o necessário para formar uma colcha de retalhos – forçosamente desalinhava-da – que vai considerar como sua verdade profunda.

Se Perls se contenta com uma "cadeira quente", o Dr. Alexander Lowen, pai da bioenergética, utiliza em sua terapia um mobiliá-rio mais variado: colchonetes, almofadas, cadeiras, banquetas de cozinha e até uma raquete de tênis tornam-se necessários para pro-vocar no paciente um estado de extrema fadiga física. Mas o es-tresse, maldita palavra-chave de nossa época, não deveria ser evi-tado, em vez de reduzido? Não para o Dr. Lowen e sua horda de discípulos internacionais, que levam seus pacientes para além dos limites da resistência física com o intuito de desencadear uma "des-carga emocional" até então contida. Assim, o paciente é incitado a dar violentos pontapés e socos em almofadas, a bater com o corpo num colchão ou a golpear o colchão com uma raquete de tênis, a deitar-se de costas numa banqueta que lhe quebra as cos-tas a fim de expulsar o medo, o ódio, os soluços de desespero contidos no corpo e que o deformam.

As provas físicas da bioenergética, terapia violenta, violentado-ra, são acompanhadas (teoricamente) por uma análise verbal. Te-rapia psicocorporal, portanto, e provavelmente a mais conhecida (pelo menos de nome), de inspiração reichiana, ela parte do prin-cípio segundo o qual no ser humano há seis tipos fundamentais de temperamento, cada qual com suas estruturas corporais.

Segundo Lowen, você pode ter um temperamento "predomi-nantemente" oral, masoquista, histérico, fálico-narcisista, passivo-feminino, esquizofrênico ou esquizóide. Se você for mais "oral", por exemplo, seu comportamento será caracterizado assim: recusa de uma realidade desfavorável, expectativa de que o mundo re-conheça e satisfaça as suas necessidades sem que você precise ex-pressá-las ou sem que você mesmo se esforce para satisfazê-las, dependência em relação às pessoas que você ama, medo de perdê-las ou de ser rejeitado por elas, e hipersensibilidade à frieza do parceiro. Você será irritável, de humor instável e, diante da mínima contrariedade, com tendência à depressão. Mas será incapaz de expressar com violência a sua raiva. O mundo exterior lhe interessa, embora você tenha medo de enfrentá-lo. Você tem certa facilidade para expressar-se brilhantemente e, lógico, tendência para aliviar a angústia comendo (assim como a dependência é a sua necessidade de "alimentar-se" do outro). Se o seu temperamento é predominantemente oral, isso significa que você sofreu uma grave privação nos primeiros meses de vida.

Fisicamente, o "oral" cansa-se com facilidade, não gosta de esticar o braço para pegar um objeto, queixa-se de fraqueza nas pernas e nos pés (o peso do corpo assenta nos calcanhares) e não tem contato amplo e estável com o chão. "Nas nuvens" onde ele se julga "fora de alcance", vive com medo de cair. Sua energia bloqueada não circula através do corpo, mas fica concentrada na cabeça e na boca.

Uma parte importante da terapia bioenergética para a pessoa de temperamento oral consiste em ajudá-la a ter os pés no chão, em sentido literal, a aceitar a realidade e a ousar enfrentá-la, ou seja, reconhecer a dependência não em relação à própria mãe mas sim em relação à mãe comum: a terra.

As classificações estritas e simplistas são evidentemente sempre contestáveis. Não adianta nem ao terapeuta nem ao paciente conseguir classificar e ser classificado (tarefa que, entretanto, é considerada essencial e como fim em si, pelos terapeutas clássicos). Mas é incontestável que certas intuições e observações de Lowen são corretas. Assim, sua sistematização da coerência entre temperamento e corpo pode às vezes ajudar o terapeuta (independentemente do método que ele empregue) a perceber e a escutar melhor o paciente. No entanto, o terapeuta nunca pode esquecer que a finalidade de toda terapia é eliminar os modos típicos de comportamento, os estereótipos. Para Lowen – e eu concordo inteiramente –, "a saúde é um estado fluido"[2]. A flexibilidade e a espontaneidade são as suas características. O ser sadio, como o ser livre, é aquele que escolhe.

O que me parece absolutamente contestável em Lowen é (mais uma vez) seu desconhecimento da anatomia e, como decorrência, os extravagantes e perigosos exercícios físicos que propõe. Lowen fala da tensão do ventre como sendo responsável pelo barrigão, pelas dores nocivas na parte dianteira das coxas, pela coluna vertebral mole demais (!). É o absurdo, uma espécie de confusão anatômica, os conceitos às avessas. Se uma parte dianteira do corpo está tensa é porque a parte correspondente posterior está ainda mais tensa: não pode ser de outro jeito.

Para provocar a posição de tensão extrema na parte dianteira do corpo, Lowen faz com que os pacientes se estiquem brutalmente para trás, agravando também as tensões posteriores que já são forçosamente as mais graves. Os pacientes tremem, suam por todos os poros, perdem o fôlego, urram externando sua dor psíquica e, na certa também, sua dor lombar. Mas semelhantes torturas serão de fato necessárias?

Não acredito que seja preciso deformar mais ainda um corpo para que ele melhore. (Aliás, não acredito que ele melhore ou que adquira maior sensibilidade. Pelo contrário. Segundo observações minhas e de colegas, os que "fizeram a bio" parecem especialmente desprovidos de consciência corporal; parece que não conseguem reconhecer o próprio corpo como estrutura homogênea.) Não creio que seja obrigatório acrescentar tensões às já existentes. Acho que basta ajudar a tornar conscientes as tensões presentes, e isso a cada instante. Basta, como fazem os que praticam a fundo o método Mézières, colocar o paciente numa posição em que ele não possa mais ignorar suas tensões, em que não possa se exi-

---

2. A. Lowen, *Le langage du corps*, Paris, Tchou, 1977, p. 130.

mir através de compensações musculares, para provocar – sem acessórios, sem encenação, sem dramatização – o estado de estresse procurado pela bioenergética... e isso de forma rigorosa, ordenada, controlável. Se os mezieristas carecem de conceitos e de capacidade de análise, os bioenergistas carecem de uma clara visão das formas e das deformações do corpo.

Os végeto-terapeutas consideram-se os únicos filhos legítimos de Reich. Sua técnica psicocorporal associa a análise verbal com os exercícios que agem sobre os sete anéis reichianos, isto é, sobre as partes "encouraçadas" do corpo, onde a energia, em vez de circular livremente, fica bloqueada, entravando a expressividade e as possibilidades de movimento. Segundo Reich, esse bloqueio deve ser desfeito na altura dos olhos (seguindo o anel chega-se também às orelhas), na altura da boca (o anel oral compreende também a garganta e os maxilares), do pescoço e da cintura escapular, do tórax, do diafragma, do abdômen e da pelve.

Os végeto-terapeutas acham que todos nós sofremos de choques insuperados e, portanto, de bloqueios energéticos advindos no estágio pré-verbal. O trabalho deles consiste em fazer reviver e fazer exprimir em voz alta as experiências traumatizantes que aconteceram na época em que só podíamos manifestar nossa angústia através do corpo. Vi como trabalha Frederico Navarro, neuropsiquiatra napolitano que pratica a végeto-terapia em Paris, em várias ocasiões e nas sessões que tive com ele. Eis como ele faz.

Sistematicamente ele começa pelo primeiro anel, o dos olhos, e não passa para o segundo enquanto a couraça ocular não for dissolvida, e assim por diante. A partir da suposição de que o primeiro movimento importante que o recém-nascido faz com os olhos é o de olhar ora para o rosto da mãe, ora o seio que o amamenta, Navarro convida seu paciente – deitado de costas num divã ou cama – a imitar esse movimento olhando alternativamente um ponto fixo no teto e a ponta do próprio nariz. Esse exercício dura mais de quinze minutos. Pela descrição pode parecer anódino e até maçante. Mas é quase certo que provoque, nos que o fazem, crises de choro, de angústia e de tristeza durante as quais voltam a ser crianças dependentes e vulneráveis, horrorizadas de terem ficado sem o seio materno, de terem se tornado adultas de todo, de estarem sozinhas no mundo. Os que mais sofrem de bloqueio energético no nível dos olhos são freqüentemente míopes ou têm astigmatismo, ou então têm o olhar fixo, inexpressivo, a testa imóvel, um ar de quem está "longe". Outro exercício, que parece ainda mais anódino, "ataca" o nível oral. O paciente, sempre deitado de costas, mantém a boca bem aberta durante quinze ou vinte minutos. O que pode esse exercício provocar, além de ressecar a boca e dar sede? Em quem se habituou a conservar os lábios apertados, o queixo rígido, ele pode provocar vômitos, gritos ou desencadear um movimento automático de sucção. Pode fazer reviver, como aconteceu com um de meus colaboradores, uma assustadora experiência "esquecida": a da ablação das amídalas, acompanhada de berros e movimentos de resistência do corpo inteiro.

Mas de que adianta reviver os traumatismos originais, libertar as repressões arcaicas? É possível curar-se do nascimento, da primeira infância? Navarro, com um fundo de tristeza sob a sua bonomia napolitana, está longe de prometer a cura do que quer que seja. Para ele, só se pode pretender "gerir a própria neurose". Sua esperança está voltada para as crianças que nascerão dentro de cem ou duzentos anos, quando o trabalho que ele e os colegas fazem agora deverá estar dando resultados: os recém-nascidos não passarão pelos mesmos sofrimentos, porque nascerão de mães preparadas para recebê-los. Por isso os végeto-terapeutas trabalham no hospital e em sessões individuais com gestantes, fazendo com que elas percebam os próprios bloqueios e preparando-as para o parto que deveria ser feito segundo o método de Frédérick Leboyer. Um pequeno passo para a mulher, mas um grande passo – pensa Navarro – para a humanidade.

Essa preocupação referente à primeira parte da vida é a base da técnica elaborada por Leonard Orr, autodidata americano que inventou o *rebirthing* (re-nascimento). Tendo chegado à conclusão de que as circunstâncias do nascimento de alguém determinam o seu comportamento pela vida afora e a sua "filosofia" de vida, ele propõe aos pacientes que revivam essa experiência. Orr parte da idéia de que o sofrimento da criança ao nascer lhe faz pensar que vai morrer, em vez de viver. O ser que deixa sua vida paradisíaca de feto para atravessar, com mil dores e medos, a porta estreitíssima do colo do útero, que é projetado na luz ofuscante e no ar malcheiroso e empestado, vai-se tornar um adulto derrotista. Vai achar que a vida o esmaga, que nunca conseguirá fazer o esforço necessário para vencer. Não poderá imaginar uma situação de êxito, a não ser à custa de muito sofrimento; ficará sem coragem de respirar, com medo de que os pulmões fiquem estropiados, sem coragem de avançar na vida, com medo de cair em mãos inimigas, mais fortes do que ele. Das sensações que acompanharam o seu nascimento e que registrou na memória muscular e nervosa, ele fará idéias negativas que vai procurar confirmar, durante a vida toda, pela experiência. O objetivo do *rebirthing* será pois de fazer reviver o nascimento e de mostrar sobretudo que a pessoa não morreu nesse momento. Tendo sobrevivido a esse primeiro traumatismo, esse em que efetivamente a vida esteve em jogo, a pessoa não tem mais nada a temer, a não ser as idéias negativas que, afinal, não têm razão de ser.

Resumido assim, o *rebirthing* parece bastante sedutor e simples. Mas como se renasce? Vou primeiro dar a explicação teórica, porque a experiência real à qual assisti foi um fracasso evidente, e eu não gostaria de jogar o bebê junto com a água do banho.

A pessoa renasce através de umas dez sessões, ajudada por um "re-nascedor" que se deita ao lado dela na penumbra e a ajuda, com a voz e com as mãos, a respirar profundamente, pela boca e, de modo ideal, por todas as partes do corpo. Essa "hiperventilação" que, em tese, traz oxigênio aos lugares do corpo que estão hirtos desde o medo mortal vivido ao nascer desencadeia várias reações fisiológicas e neurológicas (por causa também da perda de uma quantidade incomum de dióxido de carbono) e faz reaparecerem lembranças. Pode acontecer de uma pessoa que se acostumar a procurar o sono quando enfrenta situações intoleráveis se lembre que nasceu sob anestesia. Outra, sempre sujeita a dores de cabeça e que vive pedindo aos outros "uma mãozinha", pode lembrar que nasceu tirada com fórceps. O comportamento de cada pessoa estaria pois relacionado com o primeiro traumatismo que foi o nascimento.

Antes de falar da única demonstração de *rebirthing* a que assisti, gostaria de deixar bem claro que não estou procurando desvalorizar essa técnica que, aliás, me interessa. A terapeuta, no caso, era pouco experiente e com os defeitos imperdoáveis e comuns a quem pratica qualquer método em que se toca no corpo e em que se buscam reações espetaculares. Se ela fizesse, por exemplo, végeto-terapia ou bioenergética, também o faria mal, não por deficiência dos métodos mas por suas próprias limitações pessoais.

A "re-nascedora" que meus colegas e eu tínhamos convidado para nos apresentar o trabalho chegou com a futura recém-nascida, uma psicóloga de quarenta anos, calma e discreta. Ficamos numa sala pequena, sentados em volta de um colchão baixinho no qual a psicóloga se deitou de costas. Em seguida a "re-nascedora" deitou-se ao lado, paralela à moça, não deixando nenhum espaço entre as duas, encostando-se nela, debruçando-se em cima dela. Meus colegas e eu estávamos pouco à vontade, a moça parecia sem jeito e a "re-nascedora" soltava um enorme suspiro de satisfação.

Continuando, ela estimulou a moça a respirar profundamente, depressa ou devagar, dando-lhe o exemplo e sussurrando que era só imitá-la. Para ajudá-la a realizar isso, ela apertou-lhe o queixo obrigando-a a abrir a boca, deu-lhe tapinhas no esterno, fez uma espécie de cócegas – que, pelo jeito, deveriam corresponder a mensagens muito elaboradas – no pescoço e no rosto. Assim que havia a mínima reação por parte da psicóloga – o início de uma respiração ventral, o empalidecer da pele, a crispação dos dedos – a "re-nascedora" olhava para nós e, com um dedo triunfal, mostrava o efeito que havia obtido e que queria que observássemos depressa, antes que desaparecesse. No fim da sessão desculpou-se por não ter obtido reações mais violentas: achava que nossa presença havia inibido a paciente. Depois perguntou à paciente o que tinha sentido.

– Senti seu hálito no meu rosto, na minha orelha, senti o seu corpo em cima do meu, senti que você invadiu meu território, que entrou no meu espaço. O seu corpo, me invadindo, não permitiu que eu sentisse o meu.

Parece que as terapias chamadas emocionais são particularmente aptas a atrair esse gênero de terapeuta-vampiro que tem mais necessidade dos pacientes do que os pacientes têm dele. A busca de efeitos espetaculares leva fatalmente ao cabotinismo, ao desvirtuamento, se o papel do terapeuta não for desempenhado por uma pessoa consciente do pleno alcance de seu trabalho e de sua própria responsabilidade.

Depois da sessão, falei do *rebirthing* com meus colegas e um deles fez uma pergunta que conduz, parece-me, a outras ainda mais sérias. "Se o paciente não souber que vai a uma sessão de 're-nascimento', se lhe disserem, por exemplo, que é uma sessão de cineseterapia, ou então de hiperventilação, será que ele reviverá o nascimento? Ou terá ele reações que farão ressurgir, ou não, sensações recalcadas desde outro momento de sua existência?" Também me pergunto em que medida o fato de vir "trabalhar o emocional" já não suscita, por si só, emoções. No desejo de agir segundo as regras, de fazer o que o terapeuta espera dele e o que acha que pode esperar do próprio terapeuta, de acordo com as informações sobre a terapia escolhida, o paciente não estará propenso a uma sugestão especialmente enganadora? O que se pode pensar dos que começam a análise freudiana e que têm sonhos em que o "édipo" está em destaque, e dos que, em análise junguiana, têm sonhos junguianos em que ressoa a consciência coletiva? Onde fica nisso tudo a nossa verdade – ou será que temos várias? Será que o importante é expressar, deixar sair *alguma* coisa... para não dizer *qualquer* coisa? Roçar rapidamente o fundo para conseguir ficar murmurando na superfície quase o tempo todo? Não posso admitir isso.

Mas prefiro deixar para o capítulo seguinte as perguntas que formulei a partir de minhas recentes investigações, encontros e cartas. Antes disso quero falar de outra descoberta que abre possibilidades até agora irrealizáveis de entrar em contato consigo mesmo: o *biofeedback*.

Biofeedback quer dizer "retroação biológica" mas para compreender o que significa retroação biológica e para que serve, é necessário que eu descreva alguns conceitos e fatos concretos que constituem a sua base.

Nesse instante seu corpo está efetuando milhares de operações biológicas. O coração bate, o sangue circula, a pele se ajusta à temperatura ambiente, os músculos fornecem um enorme esforço nem que seja só para segurar este livro e para manter você na posição em que está (mesmo que você não esteja se mexendo). Você está fazendo milhares de coisas que não dependem do seu controle, que você sozinho não pode medir e das quais nem tem consciência. Para você receber informações sobre as ações involuntárias que está realizando dentro de você, será preciso que essas informações lhe voltem do exterior (que haja retroação), que elas sejam perceptíveis por alguns dos seus cinco sentidos e que possam ser registradas pelo seu cérebro. Por exemplo: para ter consciência da ação de seu coração neste momento, será preciso que você o ausculte com o estetoscópio ou leia as batidas no eletrocardiograma; para ter consciência da ação de suas fibras musculares, será preciso que eletrodos sejam fixados em você e que você possa "ler" sua energia nas curvas informáticas. Se eu lhe disser que a energia que circula atualmente em você dá para fazer funcionar um trenzinho ou para acender uma lâmpada, talvez você não acredite; e, mesmo que você creia na minha palavra, pouco aprendeu de suas possibilidades energéticas, não sabe usá-las voluntariamente, não pode comandá-las porque não fez essa experiência. Mas se, ajudado pelos eletrodos e pela máquina, você vir o trem andar ou a lâmpada acender, terá consciência da energia que circula em você sem que seja preciso pô-la para funcionar; e – eis a razão de ser das técnicas de *biofeedback* – você mesmo saberá como controlar, aumentar ou diminuir essa energia. Hoje em laboratórios, universitários ou não, dos Estados Unidos, o *biofeedback* tem múltiplas aplicações. É usado habitualmente para que as pessoas aprendam a reduzir a tensão arterial, a regularizar o ritmo cardíaco, a prever e evitar crises de asma, a vencer a insônia e a diminuir a tensão muscular.

O biofeedback é portanto um processo científico que lhe dá a oportunidade de ficar informado sobre o que você faz "por dentro", através da recepção de informações emitidas por você mesmo e que lhe voltam de fora. Já que seu corpo aprende pela experiência, ou melhor, pela tomada de consciência das mudanças trazidas pela experiência, o *biofeedback* abre novas possibilidades de você se conhecer e agir sobre si mesmo. Quanto mais você compreender como funciona, quanto mais fizer a experiência exata de si mesmo e registrar essa experiência no seu corpo, tanto melhor você conseguirá funcionar.

Meus leitores, pacientes e amigos que não se preocupem. Mesmo que eu tivesse o equipamento e a competência técnica necessários, nunca pensaria em ligar máquinas em quem vem se tratar comigo. Terapeuta e não técnica, continuo buscando sempre a mesma coisa com o meu trabalho: ligar a pessoa nela mesma. Interesso-me pelos princípios do *biofeedback*, ciência de auto-aprendizagem, porque também o que eu faço visa a que a pessoa se informe sobre si mesma, tome consciência das sensações, da circulação de energia, das possibilidades de movimentos até então despercebidas. O objetivo último do meu trabalho é levar à aprendizagem do bem-estar, a perceber o que é "sentir-se bem", a movimentar-se sem entraves, a liberar-se das inibições que impedem de agir, a fim de que essa nova experiência entre na memória corporal e que a pessoa, a par disso, consiga restabelecer sozinha o próprio equilíbrio.

Penso nas inúmeras pessoas que me dizem querer ficar "como antes". Mas o "como antes" delas é uma ilusão: não iam tão bem assim. Talvez sentissem menos dor, e estivessem visivelmente menos deformadas, mas não estavam bem. Pelo contrário: Já estavam ficando o que são hoje. Ou então, se em dado momento iam bem, não tinham consciência disso – o corpo só existe para elas na medida em que sofrem e que esse sofrimento as estorva. Não têm, portanto, nenhuma lembrança do bem-estar e, sem a lembrança do bem-estar, sem que sensações positivas sejam armazenadas no cérebro e nas moléculas, o corpo não tem meios para "reencontrar" o equilíbrio. Como diz Frederick Perls: "A consciência em si – por e em si mesma – pode ser curativa"[3], porque dá ao corpo possibilidades de auto-regulação e a auto-regulação é o mecanismo, por excelência, da saúde.

---

3. F. Perls, *Rêves et existence en gestalt thérapie*, *op. cit.*, p. 20.

·6·

Todas as minhas experiências desde a publicação de *O corpo tem suas razões* – experiências das cartas, do encontro com leitores, com jornalistas, com terapeutas de todo tipo – levaram-me a formular muitas questões sobre a natureza do trabalho que faço e sua possível evolução. Quero colocar algumas dessas questões "em voz alta" para ver com clareza onde me encontro agora e como cheguei até aqui. E também para que meus leitores façam perguntas a si mesmos e a respeito do que podem eventualmente pedir ao terapeuta.

Vamos começar pela questão do maior bem-estar. À primeira vista parece que não há pergunta a fazer. Todo o mundo quer sentir-se melhor, muitos ficariam satisfeitos de sentir-se um pouco melhor. Mas "um pouco" de maior bem-estar não será um engano? Esse "pouco" não será a forma de continuar suportando uma situação que precisa ser mudada, a forma de evitar uma descida às profundezas, às origens do mal-estar, da dor? O maior bem-estar será equivalente ao mês de férias que ajuda a suportar a amolação do resto do ano? Será a aspirina que suprime momentaneamente o sintoma, deixando intacto o distúrbio? Acho que a resposta só pode ser afirmativa.

Ao responder assim, estou acusando as terapias que só prometem um pouco de bem-estar de serem recuperadoras – no sentido político em que o poder recupera seus dissidentes – e também perigosas, mortalmente perigosas, pois impedem os que se contentam com elas de encontrarem a sua verdade, de viverem a vida que poderiam viver. Mas, nesse caso, estarei condenando o meu próprio trabalho de antiginástica? Os preliminares oferecem algo além de um maior bem-estar? Em princípio, sim.

Os movimentos de antiginástica, concebidos a partir do princípio básico do método Mézières, pretendem despertar para a consciência de uma experiência nova: o que é ir *bem*. Ensinam a pessoa a mover-se com facilidade e com a graça natural de quem não está preso pelas tensões da musculatura posterior. Eles não devem proporcionar um momento de bem-estar – aquele em que estão sendo feitos –, mas sim possibilitar a integração da nova liberdade de movimento em todos os gestos do dia-a-dia. Para chegar a essa finalidade, é preciso porém passar por "maus momentos": quando se descobre o que não se consegue fazer, o que nunca se conseguiu fazer por causa de uma rigidez na certa muito antiga. Esse encontro com os próprios bloqueios musculares coloca a pessoa diante de seus motivos, motivos mecânicos... e outros. Encontro que provoca o confronto com um mal-estar que sempre se quis evitar, mal-estar que permanecia desconhecido, que toda a organização do corpo, todo o equilíbrio compensatório tinham conseguido esconder da própria pessoa. A antiginástica não é pois um alívio, mas sim um trabalho – bastante sorrateiro, devo confessar – que abala. Pode conduzir a um bem-estar sempre maior, mas o caminho de acesso não é curto nem direto. É sinuoso, cheio de perigos; em cada curva há o risco de aparecer um dos velhos demônios acocorados até então no corpo. Quem quiser se aventurar, esteja prevenido.

Se um pouco de bem-estar é mau, serão boas as técnicas que provocam voluntariamente um mal-estar violento, com a finalidade de pôr para fora uma enfermidade oculta? Pela lógica, sim. Mas na prática esses métodos apresentam riscos freqüentes. A meu ver, as técnicas que levam ao hiperestresse são discutíveis principalmente por duas razões. Primeiro, as contorções físicas não provocam apenas reações emocionais; agravam as deformações corporais. Se elas "expulsam" a experiência dolorosa alojada numa parte do corpo, não levam em conta o corpo como um todo e aumentam seu desequilíbrio. Segundo, e esta razão é talvez mais grave porque está ligada à ilusão, a breve e violenta explosão emocional pode funcionar como válvula que, aberta momentaneamente, deixa escapar o excesso que tornava a vida insuportável. Portanto alivia e, como havíamos suposto, ajuda a suportar uma situação aberrante. Não se deve confundir violência com profundidade. Quem fica urrando a sua desgraça num recinto fechado sob o controle de um terapeuta pode ter a impressão de se ter liberado para sempre e não momentaneamente. Mas onde fica ele, de fato, depois que solta o grito de medo, de cólera, de fome, depois que diz "ufa"? Onde fica, de fato, quando, ao terminar a sessão, acha-se o mesmo, já que sua estrutura não foi modificada e que o mundo continua o mesmo? Será que ele apenas soltou o grito que o torna mais calmo, que lhe dá a ilusão de ter ido até o extremo de sua resistência (numa situação terapêutica em que, afinal, os riscos não são tão grandes)?

Minha conclusão é que as únicas terapias que têm validade, isto é, efeitos duradouros, são as que transformam a estrutura externa e a estrutura interna (uma não muda sem a outra); as que permitem ao indivíduo receber de si mesmo novas informações utilizáveis diariamente e continuar a evoluir sem a intervenção do terapeuta.

Mas como deve agir o terapeuta para ajudar o paciente a viver sem ilusões, sem desespero, sem dependência excessiva? Se o terapeuta é diretivo, se é – como Perls se chamava – um "frustrador", o trabalho consiste então em "apertar" o indivíduo, em suprimir suas velhas artimanhas, em mostrar com clareza, e até de forma brutal, que seus mecanismos de defesa, que os papéis que costuma assumir estão fora de moda. Esses terapeutas praticam pois uma espécie de violação; mas na medida em que o paciente está de acordo – afinal, foi ele que veio procurar o terapeuta que o "procura" a cada passo – não há crime. Salvo se o terapeuta não for competente, salvo se seus motivos não forem desinteressados, salvo se sua técnica não tiver boa base, salvo se ele próprio confunde efeitos espetaculares com mudanças profundas. Se o terapeuta é não-diretivo, como sou nos meus grupos, o trabalho é forçosamente longo e indireto. É o próprio indivíduo que determina o ritmo do trabalho; tem liberdade de recuar ou de avançar. Pode substituir uma resistência por outra, fugir ou negar suas descobertas. O terapeuta não o força a avançar, a aproximar-se de si mesmo. Espera que o indivíduo o faça porque acha que só as descobertas vindas de dentro da pessoa conduzem a mudanças profundas e evolutivas. Logo, o terapeuta não-diretivo só sugere, propõe, ou, se for psicanalista, interpreta para ajudar o indivíduo a reajustar sua ação, a orientar-se de outro modo – que o terapeuta vê com clareza mas que o paciente ainda não percebe. Isso parece bem anódino e até pode ser, se o terapeuta confundir não-diretividade com passividade, indiferença ou incerteza, se ele concentrar todo o seu "respeito" na pessoa tal qual ela é e não tal qual poderia ser. Infelizmente muitos adeptos da não-diretividade não percebem com clareza essa noção. Também não dispõem da técnica que poderia fazê-los chegar lá. Sua não-diretividade torna-se um anteparo atrás do qual eles se abrigam, atrás do qual escondem sua ignorância a pretexto de proteger os "direitos" do paciente que eles embalam, "maternam", sustentam... e mantêm em ponto morto.

Os melhores não-diretivos que conheço mantêm o grande desejo de que o paciente se encontre consigo mesmo. Chegam a colocar-se na pele do paciente... sem contudo invadir o seu território: trabalho bem delicado. Tornam-se aliados da parte do indivíduo que quer se achar, pois atrás dos medos e da resistência há, quase sempre, uma parte que quer viver de outro modo. E essa parte, a que busca a luz, é aquela que o terapeuta *acompanha*.

Se o jogo do paciente for o de ficar na semi-obscuridade, perder de vista o objetivo do trabalho, fugir à mudança tão temida quanto desejada, o terapeuta não-diretivo deve contudo ver com perfeita clareza o fim para o qual o indivíduo deveria tender. No meu trabalho esse fim é muito simples: é a forma perfeita.

É evidente que não sou eu quem tem dúvidas sobre a forma perfeita! Muitos leitores, pacientes e amigos a contestam, e com tal indignação, que me vejo obrigada a explicitar o que ela significa para mim e o que ela não significa.

Quando digo, citando Françoise Mézières, que a forma perfeita nada mais é do que a forma normal do corpo, a que qualquer corpo (exceto os que foram vítimas de mutilação ou que sofrem de alguma deformação congênita) pode ter se não estiver deformado pelo excesso de tensão da musculatura posterior, essa definição provoca quase sempre violentos protestos. Alguns dos meus interlocutores quando ouvem a palavra "normal" não conseguem distingui-la de "normalização". Acham que, quando ajudo os pacientes a tenderem para a forma normal, estou querendo que eles sejam normalizados, padronizados, que percam a identidade própria (possibilidade que parece especialmente detestável ao francês, para quem o individualismo tem tal importância que ele desconfia automaticamente, e sem muito pensar, de tudo que possa atenuá-lo). Outros percebem na palavra "normal" apenas ressonâncias suspeitas e perigosas. O raciocínio deles é o seguinte: se há pessoas normais é porque há as que não são; assim, estas seriam suscetíveis de serem julgadas, condenadas e – como a história já demonstrou – eliminadas. Admito portanto que as palavras "normal" e "perfeito" tenham conotações morais e políticas às vezes lamentáveis. Mas a sua definição anatômica – e nunca me refiro a outra – é límpida e não ameaça ninguém. Ei-la:

O corpo perfeito nada mais é do que o corpo simétrico. Há uma simetria vertical, uma horizontal e uma cúbica. A cabeça não fica mais para a frente ou para trás, nem à direita ou à esquerda: ela fica no meio. Um olho não fica mais alto que o outro, um lado do maxilar também não. Os ombros são horizontais: uma clavícula não é mais entrada que a outra, nem fica em nível diferente. O esterno não é côncavo nem protuberante. Se você traçar uma reta entre os mamilos, a linha será perfeitamente horizontal e não desviará para trás. Se você também unir por um traço as saliências dos ossos da bacia, a linha será igualmente horizontal e paralela à linha entre os mamilos. As preguinhas que cercam o umbigo são compridas ou curtas, profundas ou superficiais, tanto de um lado quanto do outro. As pernas têm o mesmo comprimento, o que significa que um quadril não é mais alto que o outro ou que fica mais atrás em relação ao outro. Os joelhos apontam bem para a frente, em vez de virar para os lados, o que é sinal de que a cabeça do fêmur está encaixada corretamente na bacia. As rótulas estão diretamente acima do astrágalo e não para trás. Quando a pessoa está de pé, com os pés encostados um no outro, os ossos dos tornozelos, o interior das barrigas das pernas, do joelho e do alto dos quadris tocam-se de leve e na mesma altura. Os dois pés pousam do mesmo modo: os dedos – todos – encostam no chão e nenhum fica empurrando o vizinho. A pele desse corpo é agradável de se tocar, lisa, viva. A pele do corpo que não é tão simétrico é ressecada (principalmente nas costas), áspera, inerte, quase sempre com estrias ou espinhenta.

Para verificar o quanto seu corpo está desviado do normal, há o teste do espelho (um espelho quadriculado torna a observação mais correta) e vários movimentos que mostram o que impede você de atingir essa forma perfeita. Descreverei alguns desses movimentos-teste no fim do livro. Mas por enquanto o que tenho de mais importante a dizer é apenas isto: ninguém é perfeito. Nem pode ser. Ninguém tem que se sentir inferior por isso. Ninguém é perfeito... mas todos são perfectíveis. Cada um pode ser um pouco mais simétrico, e até bem mais simétrico, contanto que os músculos contraídos que o mantêm na assimetria se soltem.

Mas por que procurar ser um pouco ou bem mais simétrico? Porque a simetria é o sinal exterior (e inevitável) de uma riqueza inestimável: a saúde. Também podem me perguntar por que desejar ter melhor saúde. Mas, então, cabe a mim perguntar por que estão lendo este livro. Da forma do corpo vamos voltar à questão da forma da terapia. Sucintamente, existem três tipos: terapias do corpo sem cabeça, da cabeça sem corpo e terapias metade cabeça, metade corpo. Um trabalho corporal sem palavras, como o que eu fazia no início, em meus grupos e na prática do método Mézières, podia curar a pessoa inteira... e de forma duradoura? (É claro que meus pacientes podiam falar, se quisessem; eu não ia impedi-los, mas também não solicitava as palavras deles e eles não vinham *para* falar. Algumas palavras escapavam, ou então eles tentavam, com boa vontade até, resumir numa frase correta em que ponto estavam e em que ponto tinham estado.)

Mas há muita gente que procura uma terapia sem palavras porque acredita que seu mal é apenas físico e que não há nada a dizer. Outras pessoas acham que não têm inteligência suficiente para falar do que as aflige. Muitas só querem ir até onde se pode ir sem falar, isto é, sem riscos de ir longe demais "acidentalmente". (Uma senhora escreveu-me pedindo que tratasse sua filha adolescente... contanto que eu só usasse as mãos: "Nada de palavras, explicava ela, a única coisa que me interessa são os resultados palpáveis!") Há pessoas que não querem falar de seu sofrimento – e não suportam que aqueles com quem vivem falem do que sofrem – porque lhes é vital acreditar que não existe sofrimento profundo e silencioso. Outras querem guardar em si o sofrimento e acham que, se por acaso deixarem escapar palavras, não vão conseguir mais fazer entrar em si o sofrimento. Muita gente foi tão ferida pelas palavras dos outros que evita usar essas armas, de fato temíveis, mesmo que seja para se defender. Há quem pense que é melhor conservar a boca fechada, como a caixa de Pandora.

Se uma pessoa procura a terapia corporal para fugir à palavra, não creio que ela possa ficar curada de verdade nem... "fisicamente". Sobretudo se ela não quiser ouvir (da própria boca, é claro) a razão bem mais do que mecânica da deformação, se não houver nenhum esclarecimento, nenhuma consciência do como e do porquê do que lhe aconteceu, é forçoso que, um pouco depois da aparente cura, ela comece a fabricar novos sintomas. Já que a cabeça ficou no mesmo ponto, o corpo acaba voltando para aí. E, mais uma vez, a pessoa voltará ao terapeuta com o mesmo pedido, destinado, aliás, a ser eternamente repetido: "Dê um jeito no lado de fora, mas deixe em paz o lado de dentro." Mas ninguém tem "o lado de dentro" em paz; é inútil ficar calado para não acordá-lo: ele não dorme.

Não me sinto com conhecimento para responder à questão da eficácia da terapia "cabeça sem corpo", que é a psicanálise. Sei apenas que os analistas que proíbem seus pacientes de fazerem, paralelamente à análise, um trabalho sobre o corpo, não podem estar certos. Há até os que recusam como pacientes quem já tiver "investido no corpo", como eles dizem, por considerar essa pessoa inapta a fazer uma psicanálise. Mas há outros analistas que parecem lamentar não poderem levar em conta o corpo real do analisando, não poderem ser atingidos senão pela simbolização e se acharem no dever de fazer a distinção, de modo abstrato e teórico, entre dor psíquica e dor física, pois esse corte não permite ser feito de outra forma. Como o "dizer tudo" é a essência da análise e o corpo não pode ser reduzido a palavras ou expresso exclusivamente através de palavras, pois, em si mesmo, ele é uma *outra* expressão, certos "psis" devem sentir uma frustração profissional em relação ao corpo de seus pacientes. De todo jeito, é certo que experimentam uma frustração pessoal a respeito do próprio corpo, haja vista o número impressionante de "psis" que pedem para se tratar comigo ou para participar dos meus grupos.

Os limites de uma terapia em que o corpo só existe através da palavra transparecem sobretudo no que dizem os analisandos que vêm me procurar para "completar" suas investigações, e pela revelação que esse trabalho corporal parece representar para eles, mesmo – ou principalmente – quando estão em análise há muitos anos. Concordo com Ida Rolf em que a flexibilidade comportamental, o alargamento das possibilidades de vida proporcionados pela psicanálise devem poder ser verificados numa nova flexibilidade corporal, em modificações da estrutura carnal. Se uma pessoa em análise há muito tempo, ou tendo terminado "oficialmente" a análise, não constata melhoras físicas, se não pode *vê-las*, acho que a análise não foi muito longe, tão longe quanto ela pensou.

Ao falar das terapias psicocorporais, já me referi à defeituosa visão anatômica que habitualmente lhes serve de base e expressei minhas dúvidas quanto à profundidade e permanência dos efeitos espetaculares obtidos. Quero acrescentar que, se essas terapias curtas e cheias de impacto ajudam a tomar rapidamente consciência dos medos, vergonhas, frustrações e ódios, nem por isso permitem que eles sejam expulsos. É forçosamente um longo trabalho o de desaprender reações recalcadas por tanto tempo, que deformaram o corpo e agiram sobre todo o equilíbrio biológico. Depois de tomar consciência da violência das próprias emoções, é preciso, numa segunda etapa, compreender que essa violência já está ultrapassada, que os antigos modos de comportamento estão "desatualizados" no seu corpo de hoje, pronto para viver de outra forma. Mas, ao compreender isso, você ainda não será "outro", pois os vestígios vão pesar durante muito tempo, vão atrapalhar e continuar sendo obstáculo. É preciso desacostumar, como de uma droga que não se toma mais mas cujos resquícios ainda se encontram no organismo. O velho comportamento adquirido fica estocado em sua estrutura biológica e, como todos sabem, a liquidação dos antigos estoques é sempre feita "antes da reforma". Assim, acho que as terapias que sacodem brutalmente cabeça e corpo podem ser, para alguns, um começo promissor... mas não vão além do começo.

Apesar de minhas reservas, acho que há inegavelmente algo de correto na busca de uma terapia em que a pessoa se expressse com palavras e com o corpo. Não posso apresentar aqui, com clareza, as respostas às perguntas que essas terapias provocaram em mim, porque continuo à procura delas diariamente no meu novo trabalho com palavra "incorporada", que faço nos grupos de antiginástica. Vou falar mais detidamente dessas experiências no capítulo seguinte. Mas, antes de afirmar que a palavra é forçosamente um trunfo terapêutico, ainda restam algumas perguntas a fazer sobre a palavra em si.

Na vida secreta de cada um, há uma parte de sonho – confessável – e uma parte mais para o pesadelo, que sentimos a necessidade de esconder dos outros... e de nós mesmos. Essa vida, vergonhosa, culpável, condenável é a que assedia o seu inconsciente. Os segredos que aí se alojam são tão espantosos que não deixam o consciente viver em paz. O consciente fica agitado, às vezes exausto, pelos esforços que faz para mostrar que não há segredo nenhum. Mas, por mais vigilante que seja o consciente, há sempre evasões e, sobretudo, quando você toma a palavra. Há sempre o perigo de cometer um lapso que pode fazer o outro rir, mas que gela o seu sangue ou faz corar. Há sempre a possibilidade de dizer o que você não queria dizer, de ir longe demais e não poder recuperar suas palavras, ditas para sempre; assim como há a possibilidade de você ser escutado por outros ouvidos além dos seus e que, por trás das palavras que você julga inocentes, ouvem outras que o condenam ou – o que é ainda menos admissível – condenam aqueles que você fazia questão de proteger.

Toda pessoa tem um segredo guardado no fundo de si, mas os guardiães mais encarniçados talvez sejam os que escondem o erro de outrem, de um parente de quem é preciso conservar a imagem pura e inatacável. Esses guardiães não falam para não incriminar; vítimas honradas, obedecem a uma lei mais forte que a de Estado e negam, com o silêncio, que tenha havido crime. Não estão certos nem errados: têm uma missão à qual – nem os escritos de Freud, nem a busca da verdade humana, nem as modas sociais, nem sua própria dúvida, nem seu direito à liberdade de expressão – nada fará renunciar. De modo mais geral, será que temos que falar porque temos a ocasião, a possibilidade disso? Como nota Michel Foucault[1], os poderes nos concederam uma liberdade de expressão para nos servirmos dela como de um instrumento de repressão. Somos instados a falar, a dizer tudo no confessionário, a preencher formulários, a responder às sondagens de opinião, a fazer "confidências" recebidas como prova de confiança, a fim de que essas informações – que nem sempre são fornecidas livremente, mas que nos sentimos no dever de fornecer – sejam usadas para nos classificarem, controlarem, julgarem. Não é pois surpreendente que no fundo de nós mesmos haja uma desconfiança para com as palavras e para com o que deveriam ser nossos direitos inalienáveis. Se nossa palavra não for respeitada, de que outra arma dispomos para fazer respeitar nossa vida, além do silêncio? Lembro-me de meus avós, que eram do campo, e do silêncio, da extrema discrição que os tornavam fortes e nobres a meus olhos. Lembro-me daquele que, tão capaz de ajudar a falar os que queriam e não conseguiam fazê-lo, se recusava a falar dele mesmo. Lembro-me deles e dos que, como Bartleby l'Ecrivain[2], preferem não falar, e tenho vontade de homenagear o silêncio e expressar meu respeito pelos que se calam. E eu, que agora passei para o lado da palavra, será que não estou com vontade de cumprimentar, como numa despedida, aquela pessoa que fui, que defendia o silêncio, o qual, segundo ela, a protegia?

Mas façamos outras perguntas que talvez possam ser respondidas. A tomada de consciência só pode ser feita do interior da

---

1. M. Foucault, *La volonté de savoir*, Paris, Gallimard, 1976.
2. H. Melville, *in Benito Cereno*, Paris, Gallimard, col. "L'imaginaire", 1979.

pessoa, mas esse trabalho deve por isso ser solitário? Antigamente parecia-me importante que, no trabalho de grupo, cada participante não prestasse atenção na presença dos outros, que ficasse sozinho com seu corpo e com minha voz. Mas, desde que estou vivendo mais "no mundo", pergunto-me em que medida o olhar dos outros, suas palavras, sua presença podem contribuir positivamente para a tomada de consciência individual. Aprender a ver os outros, a ler seus corpos, a enfrentar seus olhares, ousar tocá-los, fazer movimentos com um par, com várias pessoas, juntar a própria voz à dos outros, não nos ajuda a ter uma visão mais justa de nós e dos outros? Todo o meu recente trabalho de grupo, de que falarei no próximo capítulo, faz com que eu responda "sim".

Gostaria de terminar este breve capítulo de perguntas fazendo uma que atrapalha muitos terapeutas. O que é a energia? Palavra-chave de todas as terapias novas e menos novas, a energia – força, ou coisa, ou quantidade, ou qualidade, ou mistério que se tem em si e que não circula nem se distribui como deve – seria a explicação de tudo. Mas quem explicou a energia? Henri Laborit. Em todo caso, foi ele quem deu a definição mais coerente, mais clara que conheço. A energia – e só existe uma – é a energia solar. Transformada pelas plantas em energia química, a energia solar é absorvida por nosso corpo, que a guarda em reserva e usa-a para manter sua estrutura. "A energia biológica vem da energia luminosa solar, que os carnívoros absorvem ao comer herbívoros, que os herbívoros absorvem ao comer ervas e que as ervas sabem, como únicos organismos vivos do planeta, transformar a partir da energia luminosa solar"[3], diz Laborit, resumindo todos os conhecimentos adquiridos por qualquer aluno do 1º grau mas que o adulto esquece, quando tenta estabelecer a relação entre a energia real e a percepção de seu próprio corpo. O corpo humano não

---

3. H. Laborit, entrevista em *Sexpol*, Paris, nos 29-30, maio de 1979.

produz, portanto, energia; não a cria. Ele a armazena, depois de recebê-la, por meio de algumas operações intermediárias, do sol. Nossa vida depende pois da vida do sol. Banalidade? Decerto. Mas, a meu ver, situa o homem de forma inexorável no contexto do cosmo. O que não é motivo de confusão, bem pelo contrário. O fato objetivo de existir no universo e através das leis que o regem só pode tranqüilizar, tornar ainda mais claras a coerência e as possibilidades de cada um. Foi a busca de coerência do indivíduo e de suas possibilidades que me levaram ao interesse por todo tipo de terapia; e essa mesma busca fez com que eu me interessasse pela astrologia. É isso mesmo, a astrologia. Vou falar disso no capítulo seguinte, que, aliás, convém começar logo.

Como não sou mais a mesma, não trabalho mais da mesma maneira. Não trabalho mais sozinha numa sala do meu apartamento mas sim em outro local cujo aspecto não parece o de um lugar onde as pessoas vão se tratar. Não tem nada de uma clínica, nem no ar nem no mobiliário. Parece mais um lugar onde se vive, pelo menos espero; eu, pelo menos, sinto-me bem vivendo aí cada dia.

Não gosto dos lugares frios, dessas grandes salas que a feiúra pretende tornar neutras, dessas cabines com divisões pré-fabricadas onde apenas a doença parece ter acolhida (em todo o caso não o doente) e onde a saúde e o prazer não têm vez. Já que o essencial do meu trabalho é permitir o acesso ao bem-estar, por que não oferecer essa possibilidade desde a porta da entrada? Já que os resultados deste trabalho são duráveis, capazes de serem integrados em cada atividade da vida, por que iria eu trabalhar num lugar em que ninguém gostaria de passar um minuto além do tempo que dura a sessão de tratamento? Depois de eu haver encontrado minha coerência pessoal, parecia-me necessário e inevitável que houvesse homogeneidade entre meus gostos, a natureza do meu trabalho e o lugar em que o efetuo.

Não trabalho mais sozinha, e sim com uma jovem e pequena equipe cujos membros praticam o método Mézières ou fazem antiginástica em grupo (quase sempre as duas coisas). Há também um japonês que aprendeu no seu país natal e pratica o Shiatsu, bem como uma jovem que dá aulas de astrologia.

Cada um dos meus novos colaboradores foi escolhido por ser um apaixonado pelo trabalho que sabe fazer e – o que é também importante – por ter consciência de suas possibilidades ainda inexploradas. Eu não quis trabalhar com os "maiorais", com terapeutas famosos cuja preocupação principal é quase sempre proteger sua experiência e reputação. Também não quis trabalhar com os que só se dedicam à teoria e aos conceitos, desdenhando a terapêutica. Quis colaboradores abertos ao mundo e a eles mesmos. Dentre eles, os que praticam o método Mézières aprenderam-no diretamente com Françoise Mézières; os que têm grupos de antiginástica foram formados por mim. Cada um, tendo o domínio de uma técnica e sua própria personalidade, age do seu jeito (também não quis robôs sem imaginação e sem iniciativa). Todos os meus colaboradores tiveram pessoalmente a experiência com psicanálise ou com psicoterapia. Todos continuam a fazer estágios com pessoas que propõem técnicas corporais e psicocorporais. Todos participam dos encontros de quarta-feira quando discutimos o trabalho da semana, o que lemos e quando, muitas vezes, convidamos um terapeuta para vir nos falar e demonstrar determinada técnica que nos interessa. Competentes, interessados, responsáveis, meus colaboradores não são – como também não sou – terapeutas perfeitos a quem se podem pedir milagres. E isso é muito bom. Pois não queremos que nos peçam milagres, não queremos que nos peçam para fazer um trabalho que não podemos fazer: aquele que só o paciente pode fazer. Nenhum de nós é forte por dois. Nem ninguém deve ser.

Prevendo um certo espanto diante da mais inesperada de minhas colaboradoras, quero falar em primeiro lugar da astróloga e do motivo pelo qual a convidei para trabalhar comigo. Considerando a natureza de minhas recentes pesquisas, poderia parecer mais apropriado que eu tivesse escolhido, em vez de uma astróloga, algum "psi". Não o fiz por vários motivos. Primeiro, se eu me voltasse justamente mais para uma espécie de "psi" do que para outra, acho que o fato de ele pertencer a determinada escola iria apresentar – por extensão – limites ao meu trabalho que, necessariamente, passaria a ser feito dentro de um "quadro". Segundo, com a presença de um psicoterapeuta haveria forçosamente conflito de transferência para os que fizeram a mim, pessoalmente, seu pedido de ajuda. De todo modo, na medida em que muitos dos que me procuram fazem ou fizeram um trabalho de tipo terapêutico, o "psi" de plantão só poderia interessar, a rigor, a algumas pessoas. Além disso, parece-me que designar um especialista da cabeça – por mais apaixonado que ele possa ser pelo trabalho corporal – só irá acentuar a separação, distinguir cabeça e corpo: exatamente o que não quero fazer. Definitivamente, apesar de reconhecer meu desejo de trabalhar com alguém que desse aos que viessem me procurar uma visão mais ampla deles mesmos, chego à conclusão de que essa pessoa não pode ser psicoterapeuta.

Para explicar por que a visão astrológica me parece mais apropriada, seria preciso resumir mais uma vez os objetivos de meu trabalho: afastar os limites de *todos* os que vêm me ver; permitir que *todos* sintam novas possibilidades de ação, que reconheçam a coerência de sua cabeça, de seu corpo, de suas manifestações expressivas de todo tipo. Dito de modo simples, meu trabalho pretende ajudar cada um a compreender que existe, que tem uma vida a viver; meu trabalho vem confirmar-lhe a suspeita de que é hora de começar, e o desejo de encontrar os meios para isso. Mas, para que a pessoa possa se realizar, acho que primeiro ela precisa desaprender a dependência desproporcionada que tem em relação aos que a cercam (inclusive ao terapeuta) e reconhecer as dependências que lhe são fundamentais e idênticas para todos. É do sol e da terra que dependemos: do sol como única fonte de energia (não é verdade que nossa provisão de energia está no outro) e da terra enquanto base na qual devemos estar apoiados. (É possível que alguém ache estas proposições simplórias mas não errôneas.)

A astrologia me interessa, portanto, porque liga o ser ao céu e à terra, ao cosmo que, de fato, é o verdadeiro lugar onde se vive. De todos os meios de conhecimento de si, a astrologia é, se não o mais denso, pelo menos o mais amplo, aquele que não exclui ninguém. Como cada um de nós tem uma hora e lugar de nascimento, como está irrevogavelmente ligado ao universo desde o primeiro instante em que encheu de ar os pulmões, ninguém fica de fora. Cada qual tem um lugar no universo: lugar que se pode situar, visualizar no traçado de seu mapa celeste. Cada qual tem um lugar – único – bem como um destino pessoal: ninguém é demais. E, se você disser: "E daí?", se você achar que estou só dizendo evidências banais, é porque nunca deparou com a solidão, seja a de alguém, seja a sua; é porque não reconhece esse sofrimento, tão comum, de se sentir separado do mundo, diferente dos outros, isolado numa situação que ninguém pode entender.

Com o conhecimento da astrologia, ciência intrinsecamente otimista, vem o sentido da realidade e da unicidade da existência, da extensão das próprias possibilidades assim como da responsabilidade para consigo mesmo, que o conhecimento dessas possibilidades acarreta. A astrologia não erige barreiras ao possível, mas mostra os obstáculos que você terá que ultrapassar para realizar suas possibilidades. Ela não diz quais as doenças de que você vai inevitavelmente sofrer, mas mostra suas vulnerabilidades físicas; cabe a você evitá-las. Não o encerra numa obscuridade fatalista, mas abre vias luminosas: cabe a você explorá-las. Não lhe dá desculpas para a inação, mas pode desculpabilizar quanto às atividades que você não empreenderá porque não são, de fato, "para você". Assim como o determinismo biológico, seus dados astrológicos não devem conduzir você a uma abdicação dos seus desejos, vontades, esperanças; devem permitir que viva não na expectativa ilusória de tornar-se outrem e sim de, conhecendo suas possibilidades reais, tornar-se plenamente você mesmo.

A astrologia é uma ciência séria. Quem não o é são os falsos astrólogos, bem numerosos hoje em dia. Antigamente, antes de a especialização estilhaçar o conhecimento humano, os médicos também eram astrólogos, assim como os astrônomos também eram astrólogos. Os que procuravam compreender a natureza humana e a do universo – Hipócrates, Newton, Kepler, entre outros – também eram astrólogos. Toda a medicina chinesa – a medicina preventiva por excelência – está profundamente ligada à ciência das influências cósmicas. (Um ponto de acupuntura atrás do crânio, por onde entra a energia Yang, chama-se "a porta do céu".) Quem procura fechar-se a fim de proteger suas frágeis certezas é que "não acredita" na astrologia. Equivale a dizer que não se acredita na força da gravidade ou no ritmo das marés.

É claro que a astrologia praticada e ensinada por minha colaboradora nada tem a ver com os horóscopos publicados nos jornais ou fornecidos por computador. Esses não se destinam a nenhuma pessoa viva, nem a você nem a ninguém no mundo. Retratos-robô só podem ser parecidos com robôs... mas até certos robôs são "inteligentes" demais para serem descritos assim. Essa comercialização – que deu má fama à astrologia – baseia-se num número ínfimo de dados, ao passo que para fazer o horóscopo de um indivíduo é preciso levar em conta inúmeros dados exatos entre os *bilhões* de dados que existem. Assim como não é possível fazer psicanálise por computador ou tomar plena consciência do corpo fazendo exercícios impressos numa ficha qualquer do mês ou do Eu, também não é possível situar-se no universo, no mundo ou diante de si mesmo, pela consulta de horóscopos prémoldados que não falam de ninguém. A única coisa que podem conseguir é confirmar justamente o seu temor de não ser ninguém.

Como a astrologia, o Shiatsu reconhece a dependência do ser em relação ao cosmo. Versão japonesa e manual da acupuntura chinesa, Shiatsu significa "pressão com os dedos". Esta arte é praticada com o polegar, dedos e a palma da mão sobre a pele, nos pontos exatos em que os terminais nervosos apresentam uma sensibilidade especial, pontos que se situam nos canais de energia chamados, em acupuntura, "meridianos". Essa pressão da mão, suave e profunda, à qual o paciente se entrega, é quase sempre acompanhada de palavras que permitem ao paciente visualizar e sentir o interior do corpo. Acho que o Shiatsu é um excelente complemento ao trabalho que minha equipe do método Mézières e de antiginástica e eu fazemos; aliás, todos seguiram cursos com nosso mestre de Shiatsu e aprenderam a aguçar o tato e a entender melhor a coerência entre dores musculares e bloqueio dos órgãos internos.

Como venho aprendendo muita coisa a respeito de mim mesma, dos outros e de terapias diferentes da minha, o trabalho que hoje ofereço aos grupos é mais substancial e mais ousado. Mas antes de dizer onde estamos, eu e os que participam dos grupos, acho importante situar bem o ponto de onde partimos.

Em certa medida, o trabalho em grupo é o inverso das sessões individuais. Na "individual" o trabalho é feito de fora para dentro; isto é, o terapeuta modela o corpo do paciente, efetuando mudanças na forma do corpo, que a seguir serão integradas pelo paciente. Em grupo, o trabalho se faz de dentro para fora; isto é, o participante é quem faz os movimentos que só ele pode sentir e dos quais só ele, através das sensações, pode avaliar a amplidão e a exatidão. Efetua assim ínfimas mudanças na forma do corpo, que só mais tarde vão se tornar visíveis e palpáveis.

Nos grupos, minha intervenção é principalmente verbal, só toco nas pessoas ocasional e raramente. Mas o que digo então? Nada que seduza. Descrevo com a maior precisão possível movimentos que permitem ao corpo tender para a simetria que lhe é normal. Esse trabalho se faz respeitando os eixos do corpo e, por isso, respeitando também os trajetos da energia que, se não forem desviados por uma torção, por uma tensão, por uma corcova ou concavidade excessivas, atravessam incessantemente o corpo dando-lhe equilíbrio. Mas como o corpo acha a simetria e o equilíbrio? Milímetro por milímetro. Todo o trabalho da antiginástica resume-se nisto: movimentos ínfimos e novos que, pouco a pouco, possibilitam aos ossos encontrar o lugar exato nas articulações; aos músculos posteriores, perder um pouco de sua força excessiva; aos músculos anteriores, que não constituem uma linha contínua, unir-se e recuperar a força que lhes havia sido tomada pelos antagonistas; aos pés, nádegas, costas e lados do corpo, encontrar o apoio amplo e estável que deveriam ter, quer esteja você em posição de pé, sentada ou deitada: o corpo vai para o lugar. Trata-se também de aprender a desmontar os mecanismos dos movimentos, perceber com extrema precisão como você de fato se mexe. Será que você faz mesmo o que pensa estar fazendo? É freqüente, ao fazer um movimento que solicita os músculos da parte dianteira do corpo, ter a impressão de que são os músculos posteriores que o efetuam porque, contraídos e doloridos, impõem sua presença. Mas, na realidade, esses músculos são, quase sempre, freios ao movimento. Essa confusão muscular é acompanhada de conflitos no sistema nervoso: as ligações se atrapalham. E como poderia ser de outro modo? Se seu cérebro nunca recebeu as informações necessárias, como poderia transmiti-las? Talvez você jamais tenha aprendido certos movimentos econômicos e corretos.

Quando se discute a organização muscular e nervosa, toca-se não apenas nos primórdios da história pessoal mas também nos da humanidade. Faz-se desordem nos arquivos pré-históricos e pré-humanos. A musculatura posterior traz marcas de nossos ancestrais répteis (sem membros) cuja locomoção dependia exclusivamente dessa musculatura; e, nas rotações internas, está a de nossos antepassados lagartos. Mas, se para eles não havia outra organização além da dorsal, o homem pode – contanto que explore suas variadas possibilidades – descobrir o pleno uso do corpo. Isso supõe porém que, pela extrema atenção aos mecanismos do corpo, ele saiba receber novas informações sutis e exatas que as zonas associativas do seu cérebro – e apenas dele – saberão aproveitar.

Começo o trabalho geralmente por um movimento "nível zero". Peço às pessoas deitadas no chão para fazerem "não com a cabeça. É o primeiro movimento que o recém-nascido pode fazer para procurar o seio. (O "sim" exige ligações nervosas e uma força que só aparecem alguns meses mais tarde.) Esse movimento tão simples é, às vezes, emperrado pelo medo de mexer-se. Mecanicamente elementar, contém pesada carga emocional. Talvez não tenha sido aprendido porque, no momento crucial, não houve reforço: a recompensa (o leite materno) não veio. Muita gente que tem dificuldade para fazer esse movimento, ou outros tão simples e exatos, faria mais espontaneamente esforços incoerentes como rodar os braços ou trançar as pernas. Em suma, as pessoas se agitam e fazem ginástica com mais facilidade do que um movimento delicado e sentido.

O trabalho de antiginástica também é muito lento e difícil porque o corpo tapeia. Não gostando do desconforto *pouco habitual*, o corpo procura sorrateiramente escapar. Por exemplo, se você estiver sentado no chão com as pernas estendidas para a frente, os pés perpendiculares aos tornozelos, os dedos apontando para cima, talvez seja fácil sentir que suas pernas – a parte traseira das pernas, dos joelhos, a barriga das pernas e os tornozelos – encostam no chão ou quase. Isso será fácil se você estiver com as costas curvadas para a frente ou para trás e se você se apoiar nas mãos; ou então se você estiver com as costas "retas" mas com a nuca afundada e a cabeça puxada para trás. Mas, se eu lhe pedir que estique as costas, endireite a nuca, encolha o queixo e deixe as mãos em repouso com as palmas viradas para cima, sobre as coxas, as pernas vão ter que "dar um jeito" para conseguir. Vão aparecer concavidades atrás dos joelhos, e os pés, incapazes de manter a posição, vão entortar. As pernas ficam "mais curtas", "emprestam" um pouco do seu comprimento para as costas, nuca, crânio, porque não há extensão suficiente na totalidade da musculatura posterior que vai da planta dos pés até o alto do crânio (e que age, o que fica demonstrado nessa postura, como um músculo único) a fim de que você possa ficar nessa posição que parece extremamente simples.

O que aconteceria se, mesmo que fosse por alguns segundos, você tentasse ficar com a cabeça para cima, a nuca endireitada, as costas retas *e* as pernas encostadas no chão com os pés em ângulo reto? Os músculos da barriga e da parte dianteira das coxas iriam se sentir "irritados" e iriam se contrair. Por quê? Porque durante esses segundos você usaria os músculos flácidos e fracos da parte dianteira do corpo como se fosse pela primeira vez. Fazer movimentos como se fosse pela primeira vez – e talvez seja de fato a primeira vez –, eis em que consiste a antiginástica.

O trabalho em grupo é, portanto, uma oportunidade de fazer novas experiências, de aprender pouco a pouco, milímetro por milímetro, as possibilidades de movimento que o corpo até então ignorava, de recomeçar como um bebê a descobrir sensorialmente o próprio corpo, às vezes com "brinquedos" bem simples como bolas e bastões. Mas, se as descobertas do bebê são recompensadas pela aprovação dos pais, sobretudo se ele "segue" o programa de aprendizagem previsto como adequado à sua idade, se adquire os automatismos esperados, enfim, se agrada aos pais, no trabalho de grupo não há nenhuma aprovação exterior a esperar. Pela primeira vez na vida você está entregue a si mesmo, e para muita gente isso é muito difícil, difícil demais, inadmissível. Você mesmo ser o seu único examinador, o único sistema de valores, agir por si e não para agradar ou para fazer "como se deve", para concordar com um pedido explícito ou não, eis a aprendizagem terrivelmente árdua que todos têm a oportunidade de fazer... ou de recusar.

Mas o trabalho em grupo também permite passar pela experiência de um novo desconforto, experiência de cujo valor eu mesma tomei consciência há não muito tempo. Bem antes de conhecer Françoise Mézières, que me forneceu o fio condutor de meu trabalho, eu era aluna de Suze L. e da Sra. Ehrenfried, de quem falo em *O corpo tem suas razões*. Ambas procuram ajudar os participantes de seus grupos a "viver melhor", o que consiste de fato em sentir-se um pouco melhor depois de cada sessão. Esse objetivo restrito sempre me deixou insatisfeita. Acho hoje que talvez seja mais benéfico sair de um grupo sentindo-se pior do que quando se entrou porque, se o mal-estar é nocivo a quem lhe desconhece a causa, a *consciência* do mal-estar pode tornar o corpo mais inteligente, estimulá-lo a encontrar sozinho o seu equilíbrio. Mas, até agora, cada vez que eu sugeria a um grupo que talvez fosse interessante ficar "mancando" até a sessão seguinte, elevavam-se vivos protestos. Ao recusar o mal-estar "instrutivo", revelavam um comportamento estereotipado. O que é normal: a estrutura comportamental não pode mudar antes da estrutura corporal. E eis-nos chegados à pergunta que antecedeu o novo trabalho que faço nos grupos: se as mudanças corporais tornam-se visíveis, como perceber as mudanças no modo de viver, de reagir, de se ver e de ver os outros, a não ser falando?

Propus portanto a certos grupos que, além de nosso trabalho de antiginástica, dedicássemos algum tempo à palavra. Em todos os grupos em que fiz a sugestão fez-se um silêncio bem significativo. Se houve reservas, não houve nenhuma recusa em voz alta, pelo menos não de imediato nem na frente dos outros. Para rejeitar a proposta, alguns me esperaram na saída. "Não venho aqui para falar, mas para me sentir bem." Ou então: "Falar eu posso em qualquer lugar mas o que faço aqui só posso fazer aqui." Outros, que eu já conhecia há meses, recebendo-os semanalmente, escreveram, deixando as cartas na minha mesa ou mandando-as pelo correio. "Falei durante cinco anos na análise. Estava vindo aqui para não ter que usar mais palmilhas ortopédicas. Não volto mais."

Na semana seguinte, o trabalho com palavra incorporada começa assim mesmo. No primeiro grupo, quando termina a sessão de antiginástica, proponho aos participantes que sentemos e conversemos durante uma meia hora. Sentam-se, alguns demorando bastante, cada um no seu lugar, afastados entre si, uns na frente, outros atrás, todos longe de mim. Peço que se aproximem, que fiquem de modo que possam se olhar. Alguns mudam de posição, outros não. Parece que nunca se viram apesar de terem trabalhado, se não em grupo, pelo menos no mesmo espaço, há meses. Parecem sem jeito por estar ali, na minha frente, vestidos de malhas, descalços diante de estranhos. Tomo a iniciativa de perguntar se estão sentindo agora o que sentiram durante a sessão. Silêncio. Cruzam as pernas. Seguram a cabeça com a mão. Mexem os pés. Ninguém abre a boca. Depois uma corajosa se decide:

– Estou-me sentindo bem. A sessão me fez bem.

Outra, com jeito de quem ficou mais tranqüila com o que lhe "sopraram", diz:

– Eu estava tensa quando cheguei, com dor de cabeça, e agora não tenho mais nada.

Um jovem chega a corar e murmura:

– Gosto muito de vir aqui.

Tenho a impressão de estar diante de crianças cuja única preocupação é alegrar os pais – custe o que custar. Digo:

– Vocês estão dizendo o que pensam que quero ouvir.

Silêncio. Cortado enfim por uma voz rabugenta mas triunfal.

– Estou com dor na nuca.

Depois, outra criança rebelde se enche de coragem:

– Estou com a cabeça girando.

Re-silêncio.

Fiquei espantada com a minha ingenuidade. Como eu mesma tinha tido dificuldades para falar, durante muito tempo achei que as pessoas – os outros em geral – tinham grande facilidade de palavra. Principalmente os franceses que – como todos sabem – adoram discutir, trocar idéias, citar seus mestres. Onde estava essa famosa facilidade, absolutamente ausente desde que se tratava de suas pessoas e sensações? Pensei que talvez fosse uma característica daquele grupo. Na mesma semana comecei dois outros grupos "falantes". Ao todo, ofereci a trinta e seis pessoas de diversos meios sociais e idades, homens e mulheres que exerciam profissões interessantes, que tinham passado por psicoterapeutas, que funcionavam ativamente na vida, a oportunidade de falarem de si próprios. Ninguém quis usar essa oportunidade. Saíam palavras... mas as mais banais e convencionais: queixas ("tenho dor aqui, ali..."), elogios para mim e observações comuns, "objetivas", por parte de quem, acho que por polidez, se sentia obrigado a dizer alguma coisa. Confusa, perguntava-me se deveria abandonar essas tentativas cuja única função parecia ser a de amolar todo o mundo. Mas eu não podia desistir antes de compreender um pouco mais os motivos dessas palavras "decepcionantes", desses silêncios teimosos.

Em vez de filosofar, de procurar respostas nas teorias psicanalíticas, decidi interrogar o próprio corpo. Não encontrei respostas definitivas para proclamar aos quatro ventos mas, escarafunchando na minha cabeça, e a expressão calha bem, pergunto-me se a nulidade verbal depois de uma sessão de trabalho sobre o corpo não tem razões neurológicas. O trabalho sobre as sensações, sobre as reações neurovegetativas estimula as partes do cérebro – o hipotálamo e o tálamo – que não têm relação com a palavra. Depois de solicitá-las durante uma hora, será que é preciso dar um tempo para que o córtex, centro das idéias e associações, fique disponível? Talvez seja preciso passar por um momento de transição, sair de um estado em que se estava inteiramente com o corpo, bem próximo a ele e, por isso, longe das palavras, antes de poder encontrar as palavras que vão contar a experiência? Será que esse trabalho sobre o corpo faz com que o indivíduo encontre o breve período de sua vida anterior à linguagem, quando o corpo era o universo inteiro?

Nas semanas seguintes, deixei intervir o tempo; não pedia que falassem nem reservava um tempo determinado para isso. Podiam falar, ou não, quando quisessem – antes, durante ou depois das sessões. E o tempo fez um trabalho que eu não havia conseguido: os participantes do grupo, sozinhos, foram-se aproximando uns dos outros, foram-se olhando, ficando com menos medo do ridículo, de dizer "bobagens". Aos poucos a qualidade da palavra evoluiu... e a do silêncio também. De tudo que foi dito durante o ano em que vimos trabalhando assim, "a palavra" mais impressionante foi um silêncio. De vinte minutos. No fim de uma sessão cada um se instalou para falar, aproximando-se todos mais do que de costume, pareceu-me, e, sem terem combinado, formaram um semicírculo em torno de mim. Mas ninguém disse nada e eu também fiquei calada. O silêncio instalou-se e tornou-se como espessa neblina. O tempo foi passando. Ninguém se mexia ou falava. Ficamos todos no silêncio que nos envolvia, todos no mesmo silêncio. Depois de vinte minutos, Cristelle, que desde o início da sessão estava bem pálida, disse:

– Meu pai morreu esta noite. Eu não sabia como avisar...

Eu não sei o que emanava do corpo de Cristelle e que todos tínhamos sentido sem poder dizer, sem ter que dizer; mas sei que, nos grupos em que a palavra é admitida como fazendo parte do trabalho, existe uma possibilidade de relacionamento profundo que, em outro contexto, é inimaginável.

Por quê? O que acontece quando se fala, mesmo que seja pouco e ocasionalmente, diante de pessoas que, cada qual do seu jeito, acabam de fazer os mesmos movimentos? Antes de responder, voltemos um instante aos movimentos e às mudanças de estrutura corporal que permitem.

Quando o corpo começa a mudar e, com ele, a maneira de ser, a pessoa passa a não mais se reconhecer e, por isso, a se sentir mal. "Toda chegada de nova informação tende a desestruturar o conjunto das conexões estabelecidas anteriormente, isto é, ao questionamento de si...", diz Henri Laborit[1]. Quando se pensa haver

---

1. H. Laborit, entrevista em *Le monde dimanche*, 16 de dezembro de 1979.

ultrapassado o ponto sem retorno, sem, nem assim, saber aonde se vai, podem surgir perguntas angustiantes. Quem sou? O que se esconde em mim? O que vou descobrir agora? O que vou tornar-me? Transformar em palavras as próprias angústias confirma a perturbação e a mudança. Quando outros escutam as palavras que você diz, tornam-se testemunhas dessas mudanças e remetem-lhe essa nova imagem, fixam-na e a confirmam. Os outros não respondem às suas perguntas, mas pelo olhar e pelas observações levam-no a perceber que as mudanças que você sentiu, contra as quais lutou, são visíveis do exterior. São inegáveis. Cabe a você continuar o caminho começado, ou parar e ficar no mesmo lugar, ou então destruir-se um pouco tentando dar marcha à ré.

A história de Françoise, moça disposta e esportiva, aparentemente simples, ilustra bem a minha afirmação. Como quase todos os participantes dos meus grupos, ela havia indicado um motivo preciso do seu desejo de aí estar: tornar-se mais flexível para poder melhorar no esqui. Ela falava com entusiasmo do esqui e, até o dia em que "quebrou", não a ouvi falar de outra coisa. Algumas semanas depois de voltar das férias e após haver participado de um grupo por dois anos (um dos quais, falante), Françoise, magra, com o rosto preocupado, irreconhecível, pediu para falar comigo em particular. Falou-me então do medo de ficar louca. Estava sem coragem de sair de casa, entrava em pânico na rua, esquecia aonde queria ir. Num repente, desmanchou o noivado – o noivo era um monitor de esqui, claro. Estava deixando o telefone desligado, não falava mais com os amigos. Sugeri que contasse sua nova situação ao grupo. Não respondeu e foi embora, estendendo-me a mão úmida. Preocupada, fiquei achando que ela nem viria ao grupo no dia seguinte.

Chegou. Não comecei imediatamente a propor um movimento mas, enquanto os outros esperavam que eu falasse, fiquei esperando que Françoise falasse. Olhando fixo para os pés ela começou, repetindo para todos o que me havia dito na véspera e acrescentando que o único lugar onde se sentia segura era ali, entre nós.

Quando ela acabou, três ou quatro pessoas puseram-se a falar ao mesmo tempo, como se a história de Françoise fosse a "introdução" que aguardavam. Maryse, que anteriormente havia explicado que a formação intelectual a tornara inapta a falar em grupo porque só conseguia analisar em vez de abrir a boca, soltou um espontâneo "Eu também". Depois, ela corrigiu:

– Isto é, eu também não sei mais onde estou. Por exemplo, em casa e mesmo no trabalho quando me aborreciam, eu fechava a cara e depois preparava uma vingança que assumia sempre a forma de uma réplica cruel e insidiosa com o intuito de demolir meu adversário. Isso funcionava bem, mas agora não consigo mais fazer isso, não quero. Os velhos mecanismos estão obsoletos mas não há nada para substituí-los. Nunca na vida me senti tão vulnerável.

Anne, que tinha pedido para trocar o grupo falante pelo grupo "mudo" porque, já que era atriz, "minha palavra só pode ser artística" e, assim, inadequada aos diálogos banais, essa mesma Anne, que até esse dia parecia estar sempre na pele de uma personagem, disse com uma voz em que pela primeira vez apareceu o sotaque de seu vilarejo até então "artisticamente" disfarçado:

– Você está ficando muito bonita.

Françoise, espantada, levantou o rosto e encontrou o olhar de Anne, que também, pela primeira vez, estava bonita.

– Vejo você há semanas e noto que sua expressão está mudando; seu rosto está ficando nítido. Algo de verdadeiro está acontecendo com você. Não tenha medo.

E depois vimos correr no rosto, não de Françoise, mas de sua interlocutora, lágrimas que não eram nem de Andrômaca, nem de Desdêmona, nem de nenhuma personagem fictícia, mas sim da própria Anne.

Mas o que significava o primeiro pedido de Françoise? O que encobria esse pedido claro e ingênuo de se aperfeiçoar no esqui, isto é, de continuar a mesma mas um pouco melhor? Estou agora convencida de que todo pedido, independentemente do modo como vem formulado, é sempre o mesmo: "Ajude-me a tornar-me a pessoa que poderia ser se não tivesse me metido nesta couraça onde fiquei presa." Mas como expressar esse pedido profundo antes de abrir ao menos uma brecha na couraça, já que a couraça verbal parece ainda mais hermética do que a muscular? As palavras exatas, as que tocam o fundo e remexem-no, só aparecem, acho eu, depois que começa a mudança corporal e, às vezes, bastante tempo depois. Pode acontecer também que as palavras, quando chegam, sejam exatas *demais* para serem ditas em voz alta; estão lá, na boca, mas a pessoa que deveria pronunciá-las ainda não está pronta para escutá-las.

Há pouco tempo, sugeri a um grupo que, ao fazer uma série de movimentos (deitados de costas, eles esticavam as pernas de várias maneiras), dissessem, ao expirar, uma frase, qualquer uma, a primeira que lhes viesse à boca. Diante do constrangimento unânime, acrescentei que podiam dizer a frase em voz alta, ou bem baixinho, ou então em silêncio, mas mexendo os lábios. Íamos repetir o movimento várias vezes junto com a frase. O que foi feito... em silêncio total.

Depois da experiência, os participantes sentaram-se e perguntei o motivo do silêncio. Uma senhora de certa idade disse:

– A frase que me veio à idéia era boba, banal. Fiquei com vergonha de dizer.

Uma outra:

– A minha também era uma frase banal. Eu ia dizer mas de repente fiquei com medo de que, dita em voz alta, ela começasse a significar alguma coisa.

– Alguma coisa que você não quer ouvir?

– Ainda não.

Um jovem habitualmente volúvel, contador de casos, que sabia observar no rosto dos ouvintes o efeito de suas histórias, disse:

– Não consegui dizer, porque estávamos deitados. Se estivéssemos sentados ou de pé, eu teria conseguido. Falar para o teto não dá.

Outro disse:

– Fiquei com medo de ser o único a dizer uma frase em voz alta. Esperei que alguém começasse, que fizessem barulho. Imaginei que minha frase estava suspensa sozinha no ar e que podia me cair em cima.

Uma senhora disse:

– Não me ocorreu nenhuma frase porque você não disse a quem devia dirigir-me. Uma frase tem que ser dita a alguém.

Uma moça:

– Também não me ocorreu nenhuma frase. Eu não queria falar, eu queria gritar.

– Você sabe por quê?

Enrubescendo, respondeu:

– Estou lendo *O grito primal*.

Quanto drama, quanto sofrimento por causa de uma única frase, uma frase pouco comum, concordo, porque dentre todas as possíveis só ela surgiu e por ter que ser dita ao mesmo tempo que o corpo descobre (ou não descobre) uma nova possibilidade de movimento. O alcance desse duplo movimento (também no sentido da duplicidade) foi dramaticamente demonstrado por uma moça que, na semana seguinte, queixou-se de dores nas pernas, dores que vinha sentindo desde a última sessão.

– É a primeira vez que isso me acontece. Foi por causa do movimento que fiz com as pernas.

E continuou:

– Não, foi minha frase que me provocou essas dores. Ela era pesada demais.

Ouvir o outro falar de uma parte do nosso corpo pode despertar em nós as zonas que se faziam de mortas. Cada um falando em momentos diferentes de um nível de sensação particular – um se interessando pelos órgãos internos, outro pelos músculos, outro pela pele, outro pelas percepções de peso ou calor –, todas essas experiências verbalizadas estimulam as vias associativas dos participantes ajudando-os a reconstituir, elemento após elemento mas sem sistematização artificial, a totalidade do corpo. Às vezes palavras soltas "sem pensar" por alguém que não atinge o alcance delas produzem efeito no colega. Um, com palavras bem suas, torna-se o porta-voz do outro. Quando X diz: "Gosto de vir aqui, é como se fizesse uma visita", é Y que, em vez de estranhar essa afirmação, percebe que só se sente bem na casa dos outros, longe da família sufocante: verdade até então impensável. Ao terminar um movimento da bacia, pergunto a cada um suas sensações. Renée cochicha:

– É ótimo, passou a dor dos ovários.

Walter, que só sabe falar de suas contrações musculares, murmura com um ar distante:

– Já não sei se sou homem ou mulher.

A interação pudica e imprevisível de pessoas que raramente se tratam pelo nome, que guardam uma certa cerimônia e não se reúnem especificamente para falar, pode ter um valor real – eu não diria curativo, mas certamente terapêutico – na medida em que cada um faz coisas ou se ouve dizendo coisas pela primeira vez e, assim, se abre um pouco mais para consigo mesmo.

Longe da familiaridade dos grupos de encontro bem como do "dizer tudo" divânesco, a palavra e a escrita incorporadas numa sessão de antiginástica têm qualidades especiais. Se é verdade que o fato de ser muito atento ao corpo atrasa a palavra, tenho a impressão de que isso aviva e aguça a escuta. Fica-se mais apto a apanhar o outro sentido das palavras que são ditas mesmo à toa. Também as frases dos outros, que em circunstâncias habituais não seriam notadas, são captadas com acuidade nessa situação em que a palavra-chave é atenção.

Mesmo os que parecem ficar sempre de lado, só interagindo consigo mesmos, não estão sozinhos. Blanche, que trabalha numa empresa de encadernação, sustenta há meses, e com amargura cada vez maior, que "não sente nada". Um dia, depois de um movimento, ela dá a impressão de ter engasgado. Chego perto, mas, com um gesto, ela me faz parar. Ela tem o corpo todo sacudido por soluços. Quando consegue parar, desculpa-se com frieza: – Chorei porque estava com dor no ombro.

Só meses depois é que Blanche me diz no meio de um movimento, e sem que os outros possam compreender por que ela escolheu esse momento, que aquela crise foi porque "pela primeira vez na minha vida, e foi mesmo a primeira, não agi por automatismo ou dever. Fiz aquele movimento para mim e tive prazer em fazê-lo. Antes eu não sentia nada porque fazia movimentos do mesmo modo automático como fazia tudo. Agora não agüento mais meu trabalho de robô e também não me agüento mais. Essa é boa". Aguardo com impaciência as próximas notícias de Blanche.

Alguns participantes do grupo de mais de um ano nunca tomaram a palavra. No entanto, falam comigo regularmente, mas por carta: "Escrevo-lhe porque, se sei falar com razão, não sei dar as razões." Ou então: "Antes eu falava achando que podiam me pegar pela palavra. Agora entendo que é o ser que fica preso na armadilha de suas palavras. Não tenho mais coragem de abrir a boca." Ou ainda: "Fazer os movimentos já é bastante revelador. Não posso, além disso, ainda falar. E eis que, ao escrever isto, percebo que há nesta página não só as palavras como também minha letra: uma multidão de movimentozinhos na certa bem reveladores. Felizmente não sei decifrá-los senão não ousaria mais escrever."

Já que os participantes desses grupos falavam entre si ou, ao menos, uns diante dos outros, já que se olhavam francamente ao falar ou, ao menos, se colocavam de modo que pudessem se ver, eu me perguntava se não poderiam ir mais adiante – tocarem-se, por exemplo. Pode parecer ridículo abordar essa possibilidade com tanta reflexão e precaução. As pessoas não se tocam o dia todo? Não estão em contato com o corpo dos outros, quer queiram quer não, na condução, na rua, no trabalho? Os franceses não detêm o recorde mundial do aperto de mão? Para que serve propor a adultos que têm relações profissionais, sociais, sexuais, o que supõe que tenham o hábito de tocar e serem tocados, para que serve que seus corpos entrem em contato também durante as sessões de antiginástica?

Para responder a essas perguntas, só tenho mais perguntas a acrescentar. Por que, cada vez que peço aos membros de um grupo que andem pela sala para perceberem melhor as mudanças que se operam depois de uma série de movimentos, eles sempre têm o cuidado de não se tocarem, ao passar um pelo outro? Por que sempre me lembram a escultura de Giacometti, *Square urbain*, na qual várias figuras andam, mas cada uma seguindo seu trajeto que nunca se cruza com o de outra pessoa? Por que, enquanto andam, os participantes do grupo nunca trocam o mínimo olhar mas, pelo contrário, parecem evitar a todo custo o olhar do outro, embora já se tenham olhado enquanto falavam? (Às vezes procuram meu olhar buscando no entanto encontrar aprovação ou "dicas" que lhes mostrem o que devem sentir, dispensando-os de deixarem aparecer as próprias sensações e percepções.) Que consciência se pode ter de corpos que se tocam acidentalmente, seja porque não se pode evitar, seja porque não se deseja fazê-lo? O que se pode saber do corpo do outro, mesmo do corpo que se pensa conhecer intimamente? O que sente o outro quando você o toca? O que emana do seu corpo que o outro pode perceber? Como a consciência de um outro corpo pode ajudá-lo a tomar consciência do seu? Inútil discutir estas perguntas. Se houver respostas, só podem ser dadas entre corpos.

Assim, no fim de uma sessão, proponho a um grupo de doze pessoas que se ponham dois a dois, sentados de costas. Há risinhos nervosos, algumas observações pretensamente desenvoltas do tipo "Então, agora vamos fazer como em Esalen", movimentos desajeitados: parecem crianças no primeiro baile sem coragem para tirar para dançar. Mas, enfim, seis pares se formam e se colocam na posição proposta. Peço que se coloquem o mais perto possível de modo que sintam as costas do outro em toda a extensão. Há um longo momento de ajustamento com resultados surpreendentes.

Se há pares em posição correta, há outros em que um parceiro (nem sempre o mais pesado ou o maior) empurra o outro de modo que o inclina para a frente, ficando o primeiro deitado para trás; outros só têm um ponto de contato no alto das costas mas não embaixo, ou então, no meio das costas mas não na parte traseira da cabeça. Peço-lhes que deixem cair os braços ao longo do corpo e que segurem as mãos do outro por trás; depois, seguindo a respiração, que levantem os braços, sem forçar, até uma altura confortável para as duas pessoas. Depois não digo mais nada. Após alguns instantes, uma mulher cai na risada, larga as mãos do parceiro, se afasta dele, e se dobra, escondendo o rosto nos joelhos. Um outro põe-se a respirar tão forte que só se escuta ele. Outros estão tão absorvidos que não ouvem quando sugiro que comecem a abaixar os braços. Um pouco mais tarde, quando digo que se afastem uns dos outros, alguns continuam encostados ou se separam apenas um pouco, lentamente e com pena.

Pergunto então o que sentiram durante essa breve experiência. Levam tempo para responder, ninguém quer começar. No fim, é a mulher da risada que diz:

– Não consegui. É muito... muito comprometedor.

Outra diz:

– Senti a energia de Paule. Ou seja, acho que era a energia dela. Era uma espécie de calor, mas em pequenas ondas. Eu me senti como uma máquina que mede a energia.

– E você, Paule, o que sentiu?

– Nada. Um muro.

Depois, com delicadeza, ela se vira para a parceira:

– Lamento muito.

Pergunto aos dois que estavam inclinados um para a frente, o outro para trás, se tiveram a impressão de ter as costas longas, retas. Respondem em coro:

– Sim.

Uma mulher elegante mesmo de malha diz:

– Quando levantamos os braços juntas, deixei-me levar por Noëlle, pelo ritmo de sua respiração. Foi (pausa) erótico, é isso.

Depois, como que para explicar o quanto a experiência foi inacreditável, acrescenta:

– Apesar de Noëlle ser uma mulher.

– Senti que os ombros de Christiane são... chatos e que os meus são pontudos. Encostado nela, tive a impressão de poder me ver de costas, diz um rapaz.

Christiane:

– Está bem que a gente faça movimentos de costas, mas espero que a senhora nunca peça para os parceiros ficarem face a face.

A senhora da risada não se contém:

– Ah! essa não. Se você fizer isso não volto mais.

E no entanto foi exatamente o que propus, não na semana seguinte para não assustar demais, mas algum tempo depois.

No fim de uma sessão comum, todos estão de pé. Proponho que cada um se volte para a pessoa mais próxima e que se sentem de frente um para o outro, com os joelhos dobrados e os pés apoiados no chão. Há um "Pronto, lá vai ela de novo...", bem baixinho, mas ninguém se recusa. Peço que deixem os braços caídos ao longo do corpo, o dorso da mão descansando no chão, com as palmas para cima, e que estiquem as costas, endireitem a nuca, abaixem o queixo e mantenham a cabeça erguida como se, saindo da fontanela, um fio a ligasse ao teto. Depois peço que segurem as mãos de seu par e que se olhem nos olhos. É só. Não digo mais nada. Deixo passar o tempo. Muito tempo, um tempão: dez minutos.

Poucos agüentam. A senhora da risada levanta-se no primeiro minuto, veste-se e vai embora. (No mesmo dia, à noite, ela me telefonou para pedir com urgência uma sessão individual: "Acho que estou muito doente. Por dentro.") No grupo, uns começam a olhar o teto, o chão, os joelhos. Um homem se põe a tremer. Vejo que ele aperta nas suas as mãos da moça que está diante dele. Ela deixa, sem largá-lo com os olhos. Uma outra senhora tem o rosto lavado de lágrimas. No fim dos dez minutos, digo "pronto" e espero que mudem de posição, que falem se tiverem vontade. Eles têm.

– É a primeira vez que olho alguém direto nos olhos. Isto é, por tanto tempo. É desumano.

– Dizem que a gente se afoga no olhar de alguém. É verdade. Vi passar diante dos olhos os acontecimentos de minha vida, como se estivesse me afogando.

Uma senhora, que tinha estado com o rosto torcido de raiva, disse-me:

– Estou com ódio porque você me obrigou a fazer isso. Não tenho nada a ver com ela, e apontava a moça que eu a tinha forçado a olhar.

Uma outra senhora também está furiosa:

– Até agora eu tive confiança em você. Mas o que é demais é demais. Não vou mais deixar que você me espete.

Digo que ela emprega uma expressão esquisita. Durante um instante ela também parece admirada. Depois, com os olhos arregalados e apavorada, diz:

– Quando eu tinha três anos, uma agulha me espetou o olho.

Um rapaz não agüenta o silêncio que se instala:

– Notei que Sophie tem um olho menor do que o outro, mais apertado: um olho triste e um olho alegre. Depois vi que ela tem dois rostos bem diferentes, o rosto esquerdo e o direito. Fiquei olhando o rosto direito, o que parece alegre, comunicativo. Mas tive a impressão de que ela só me olhava com o olho triste.

– E o seu rosto?

Ele fica admirado:

– Meu rosto? Não sei como é.

Em seguida, como se esta certeza o tranqüilizasse:

– O que eu sei é que não gosto dele.

Uma senhora se vira para a sua parceira:

– Eu estava me sentindo bem no início da sessão, mas quando você ficou me olhando comecei a sentir o coração batendo, e até o sangue pulsando nas veias.

A outra não olha mais para a interlocutora mas sacode os ombros e murmura:

– Eu sei disso.

Seriam essas três palavras que, durante uma semana inteira, vão fazer essa senhora ficar de cama? Seja como for, quando ela se referir ao fato, tempos depois, será de modo confuso.

– Fiquei tomada, isto é, meio congestionada. Talvez fosse uma dessas gripes que a gente nem sabe como pegou.

E em seguida:

– Você acredita em mau-olhado?

No fim do primeiro trimestre, proponho que os participantes tentem contar o modo como viveram essa experiência.

Uma moça, que até então não tinha dito nada, se manifesta enfim:

– Decepcionante.

Peço-lhe que explique um pouco mais, ela acrescenta:

– Havia uma defasagem entre a profundidade de minhas sensações e a superficialidade da sua fala.

Um homem pergunta por que ela não fez nenhuma tentativa para mostrar a profundidade de suas sensações.

– Não vim para falar, e sim para escutar.

– Você é espiã?

A moça não se abala:

– Jornalista.

– Vai escrever um artigo?

– Talvez.

– Não perca tempo. Não vai sair bom, diz o homem, irritado.

Outra senhora começa a dizer:

– O nosso grupo...

Mas é imediatamente cortada por outra:

– O nosso grupo não existe. Não somos um grupo. Somos indivíduos isolados que estão juntos, num mesmo local, na presença de Thérèse Bertherat. Um grupo precisa ter como objetivo algo a mais do que indivíduos que o compõem. Como uma orquestra ou um grupo de teatro. Eu aqui só trabalho para mim e quando falo estou falando só para mim e para Thérèse Bertherat. Digo que muitas vezes não falo nada e que são os outros que lhe respondem.

– Não tem importância, diz ela, é como se fosse você.

Pergunto se pretende continuar nesse grupo que para ela nem chega a ser grupo.

– Lógico.

– Por quê?

– Porque ainda estamos... isto é, porque ainda estou começando.

Um senhor de negócios, de certa idade, que já havia participado de grupos em que não se falava diz:

– Só neste grupo é que os outros têm importância para mim. Embora a gente só se veja uma hora por semana e o nosso relacionamento não possa ser considerado tão estreito, penso sempre nos colegas. No fundo, interesso-me mais por eles do que pela maioria das pessoas com quem convivo diariamente.

Uma senhora, queixando-se de diversas doenças que, com ar meio triunfal, ela chama "psicossomáticas", parecendo assim resolver qualquer dúvida, vira-se para uma outra:

– Não sei o seu nome, mas sonhei com você. Você estava em perigo e eu tentava socorrê-la. Era uma verdadeira aventura. Que eu me lembre, foi a primeira vez na minha vida que sonhei com uma aventura. Meus sonhos são sempre aborrecidos, monótonos, como o meu dia-a-dia.

Depois, como uma espécie de pós-pensamento:

– Não tenho fantasias. Nem fantasmas. Minha vida por dentro são só as doenças.

Como para não perturbar bruscamente o silêncio que se instala, um rapaz bem sério diz num tom quase imperceptível:

– Aqui existem às vezes momentos fugidios, preciosos, porque a gente sabe que são raros e não duram. Como há às vezes na vida encontros passageiros, momentâneos em que, diante de um desconhecido, a gente se sente muito próximo do que é verdadeiro em si. A gente sente e até, em poucas palavras, chega a dizer, não sei por que, talvez pela suavidade do ar, pela luminosidade, por algo no ambiente ou no modo de ser do outro. Diz-se uma ou duas frases que fazem com que o outro – que nunca mais se vai ver – conheça você melhor do que aqueles que o cercam e melhor do que você se conhecia até então. Isso me aconteceu uma vez num trem na Espanha e uma outra vez num bar em Nova York; e às vezes, quando estou aqui, revivo a felicidade peculiar desses momentos.

Com esses fatos fragmentários, mais ou menos comoventes e tocantes, eu poderia encher páginas e páginas. Mas meu intuito não é compor o processo da fragilidade humana ou dessa cegueira de que só tomamos consciência mais tarde, à luz de uma palavra ou de um movimento. Queria entender o valor das novas experiências que se fazem em meus grupos e ver as diferenças entre esse trabalho que não tem nome e as terapias designadas com denominações tão sugestivas...

Em meus grupos, não fazemos trabalho gestual, nem emocional, nem ritual, nem confessional, nem simbólico, nem psicológico, nem "umbilical". Não tenho a pretensão de que os grupos representem um microcosmo ou uma macrofamília. Ninguém vem atraído por uma proposta de camaradagem, de maternagem, de comunhão beatífica. Quem busca isso, vai procurar outro lugar. Por que as pessoas vêm então? Quando, na entrevista de admissão ao grupo, explicam os motivos que os trazem, esses motivos são geralmente bem limitados, não deixando entrever a motivação profunda. Uma pessoa que estava tão perplexa quanto lúcida me disse: "Não sei por que quero vir; acho que venho para ficar sabendo por que quero vir." Mas muitas vezes, como Françoise, dizem que querem vir para ficarem mais flexíveis e poderem praticar esporte, para se sentirem melhor, para fazerem algo pelo próprio corpo, "desbloqueá-lo", torná-lo mais belo. Segundo o que entenderam daquilo que leram, vir ao grupo não representa nenhum perigo. Sozinho num canto, cada qual executará uns movimentozinhos que podem fazer bem. Se me procuram é porque têm medo do trabalho em grupo proposto por outros ou porque desconfiam dos procedimentos utilizados: não querem jogar o jogo da Verdade, fazer exercícios teatrais, excêntricos, acrescentar mais um "laboratório" às suas atividades. Também não querem arriscar-se a se exporem demais.

O que acontece com essas pessoas nos meus grupos só pode ser inesperado. Uma hora no grupo se passa, no fundo, como qualquer hora da vida. Nunca sabemos o que pode acontecer, o que vamos sentir, o que vamos aprender ou desaprender. Nunca sabemos com antecedência se a visão que temos de nós mesmos vai ser confirmada ou se aquele momento vai abalar nossas certezas. Assim como cada hora da vida pode ser para nós a última, também cada hora pode, de certo modo, tornar-se a primeira: a hora em que, pela primeira vez, compreendemos alguma coisa, alguém, ou nós mesmos.

Definir o terreno de um trabalho é limitar-lhe as possibilidades; é permitir aos que vêm que se preparem de antemão, que acionem seus velhos mecanismos, que tornem disponível a respectiva parte de si mesmos, que cheguem com toda uma bagagem de ilusões. Quando há um programa, os que vêm trabalhar se preprogramam; eles entram, pelo menos enquanto dura o trabalho, num sistema.

Como terapeuta, só posso respeitar um único sistema: o sistema nervoso. É uma maravilha de refinamento e delicadeza – "o maior poeta possível", diz Paul Valéry[2] – que deve ser usada à altura das possibilidades humanas.

---

2. P. Valéry, *Humanités*, Paris, Gallimard, col. "La Pléiade", 1959, p. 335.

Hoje, numa mesma sessão do que continuo a chamar – por desconfiança das etiquetas promissoras e programadoras – de antiginástica, é possível fazer vários tipos de experiências, sem que o desenrolar da sessão seja previamente conhecido pelos participantes ou por mim mesma, e sem que as mesmas experiências sejam propostas em todas as sessões. (Ao contrário do que alguns, que não conheço pessoalmente, imprimem em seus cartões de visita e em sua publicidade, não existe um "método Thérèse Bertherat" que possa ser praticado por quem não tenha a mesma formação de base que eu e não trabalhe permanentemente em colaboração comigo.)

Nos meus grupos atuais, a pessoa pode – exclusivamente pela atenção à minha voz e ao próprio corpo – fazer movimentos ínfimos e novos que podem levar à reestruturação do corpo inteiro, desde que se compreenda, de dentro do corpo, as leis que regem esses movimentos. Pode-se, com surpresa, dizer alto não o próprio pensamento (formado talvez de idéias recebidas e armazenadas desde a infância) mas sim uma verdade inédita... e isso diante de testemunhas com poder de ratificação. Pode-se fazer o aprendizado da arte de se ver e de ver os outros, da arte de ler a forma do corpo, de ver a relação entre a parte de cima e a de baixo, a de dentro e a de fora, o lado esquerdo e o direito. Pode-se aguçar as percepções táteis tocando outra pessoa e deixando-se tocar por ela. Enfim, pode-se receber de si mesmo e do outro novas informações, informações básicas que melhorem a saúde, a inteligência, e que abram o domínio da imaginação.

São experiências mínimas. Algumas produzem um choque; outras só são assimiladas com o tempo. Como os movimentos de antiginástica, podem ser chamadas de preliminares, de primeiros passos. Porém, como só proponho um trabalho de base, pode-se deduzir que ele convém apenas a quem nunca fez nenhuma outra terapia, a quem está no início do conhecimento de si mesmo.

Mas, se assim fosse, como explicar a perturbação que experimentam nesse trabalho as pessoas que estão em análise ou as que já percorreram todos os centros psicocorporais? Como explicar suas reações – surpreendentes até para elas mesmas? Por que, diante de propostas tão simples, ficam com tanto medo? Será mais fácil, em certa medida, deitar-se de costas num divã do que encostar-se de costas em outra pessoa? Será mais admissível falar do corpo quando está vestido, calçado, cinturado, engravatado, pregado num divã estreito, do que quando acaba de fazer movimentos que o despertaram, que lhe perturbaram os hábitos? Será mais fácil torcer com as mãos uma toalha* do que segurar a mão do outro, dar pontapés numa almofada* do que ficar de pé bem firme, apoiado no chão? Será menos arriscado soltar um grito* do que proferir palavras cujo alcance só depois se percebe?

É claro que nem todo o mundo fica abalado com este trabalho. Mas é freqüente alguém que se busca há muito tempo ver aí confirmadas descobertas feitas em outro lugar, encontrar a prova de sua confusão mental na confusão muscular e nervosa, bem como a prova da coerência – positiva ou negativa – de todos os aspectos e expressões do seu ser.

Existem contudo pessoas para quem tudo isso só pode ser decepcionante e até desprezível. Quem se fixou um objetivo e um tempo limitado para atingi-lo não vai apreciar esse trabalho que está apenas começando, e do qual não tenho meios para saber – tanto quanto os participantes do grupo – até onde poderá ir. Também ficará decepcionado quem estiver pensando que um dia vai poder gritar "Heureca!" porque de repente tudo entrou no lugar. É gente que acredita na revelação "de uma vez por todas" de sua verdade profunda. Eu não acredito que haja revelação "de uma vez por todas", mas sim uma revelação permanente, um longo trabalho tão sutil, tão fino e tão complexo quanto o ser humano.

---

* Exercícios usados em bioenergética, végeto-terapia, etc.

Parece-me indicado terminar este livro tão interrogativo com uma última pergunta: "Um livro sobre o corpo, por mais claro que seja, pode ser bem lido?" Se a pergunta surpreender, vindo de alguém que termina o seu segundo livro sobre o corpo, a resposta será ainda mais surpreendente. Ela é não. Não acredito que um livro que tente aproximar o leitor *do seu corpo tal como é* possa ser bem lido, isto é, ser lido tal como foi pensado. Não acredito que o leitor, mesmo bem intencionado, consiga reconhecer seu corpo real através de palavras escritas. Como poderá ele ler-se num livro, se não consegue ler a história de sua vida no próprio corpo? Como, se ele não aceita como seu o corpo que vê no espelho? Num livro, trata-se sempre do corpo de outra pessoa porque, tanto na leitura como na vida, o corpo é vivido diferentemente do que ele é.

Se o leitor se identifica com um corpo descrito e evocado através de palavras, é porque está reconhecendo nessas palavras o seu corpo sonhado. A qualquer leitura acrescentamos nossa parte de sonho e à leitura de um livro sobre o corpo é nosso corpo sonhado que acrescentamos. É por isso que, para mim, os únicos livros sobre o corpo que podem ser bem lidos são os de ficção e, sobretudo, os livros eróticos que se destinam justamente ao corpo sonhado do leitor. Eles o convidam para uma viagem a um país semelhante a seus fantasmas, viagem que o leitor só pode aceitar com a condição de deixar para trás seu corpo real, que vai reencontrar, idêntico, ao retornar.

Então, se acho que não pode ser bem lido, por que escrever um segundo livro sobre o corpo? Porque acho que conservamos uma distância em relação ao nosso corpo real e preferimos o corpo sonhado, não somente porque não o queremos reconhecer como é, mas sobretudo porque não queremos admitir que seja capaz de mudar. Familiarizados com a imagem do nosso corpo tal como concebemos que ele poderia ser ou deveria ter sido, sentimo-nos ameaçados pela idéia do corpo que realmente podemos ter.

Escrevi este livro, portanto, para colocar o leitor diante da sua resistência à mudança e para sugerir-lhe uma via de acesso ao seu corpo possível, esse corpo tão desejado quanto temido. Mas também o escrevi para fazer diretamente ao leitor a pergunta sobre a possibilidade de se ler corretamente um livro sobre o corpo real. Pois, a quem mais poderia ela ser feita, senão a você, que acaba de ler este livro?

Para que você possa trabalhar sozinho ou com outra pessoa, vou procurar descrever certos preliminares com todos os pormenores e com a máxima exatidão possível. Se você ficar extremamente atento a minhas palavras bem como a seu corpo, conseguirá compreender melhor a forma perfeita do corpo, os desequilíbrios energéticos que o afastam dessa forma virtual, e como chegar a ela. Fiz questão de que houvesse ilustrações não para que você imite as posições apresentadas, mas para que você possa visualizar melhor o que lhe acontece quando os músculos posteriores encurtados impedem os movimentos. Também estão ilustradas as posições que o corpo poderia ter se estivesse mais próximo da forma perfeita: isto é, se a musculatura posterior tivesse o comprimento necessário e se os músculos da parte dianteira do corpo tivessem a possibilidade de se contrair.

Eu disse: *se contrair*. O trabalho que lhe proponho não é a "descontração", o descanso, longe disso. Trata-se de equilibrar as forças musculares do corpo: alongando os músculos da parte traseira do corpo, os da parte dianteira forçosamente vão se contrair. Por isso, em certos movimentos, os músculos dianteiros das coxas, os músculos da barriga vão ser solicitados e apresentar intensas contrações. Nesse caso, não pense que você está se prejudicando ou que está errando o movimento; não pense que o corpo inteiro está contraído, mas observe o que acontece realmente, o que está se contraindo. Algumas contrações são benéficas, indispensáveis à postura normal do corpo. Não são, entretanto, habituais. "Não habitual" é, aliás, um dos termos-chave desses movimentos. Se feitos com atenção, você vai ativar as zonas mortas do corpo, os músculos flácidos que não costumam se mexer e que a má organização do corpo impede que se mexam. Estou lhe propondo, portanto, um trabalho rude, novo, que não dá prazer. Seu único prazer será o de ficar conhecendo suas retrações, torções, recuos, acomodações e desvios do sistema nervoso. E isso através de posições elementares que são as que justamente você costuma evitar sem perceber. Quanto mais você for sensível ao que faz, quanto mais se observar com precisão, mais receberá informações. "A gente precisa de um computador" – é a queixa dos que participam dos grupos e que não percebem que o sistema nervoso é mais capaz do que o computador de recolher, sintetizar, redistribuir ao organismo todo essas novas informações. Fique sabendo que as informações que lhe podem chegar através desses movimentos talvez sejam o início de uma mudança em sua organização nervosa e muscular. De qualquer forma, nenhuma mudança duradoura pode aparecer sem elas.

Para fazer o trabalho proposto a seguir, recomendo-lhe que esteja descalço, sem nada nas pernas, ou melhor, o mais despido possível, porque é importante que você veja e observe a forma do corpo. Procure não fazer os movimentos segurando o livro... Na primeira parte do trabalho trata-se de perceber os pontos de contato e de apoio do corpo no chão quando você está de pé, sentado ou deitado. (Alguns desses movimentos exigem como acessórios um bastão de um metro de comprimento e três centímetros de diâmetro e uma bolinha do tamanho de uma noz.) Depois, há um trabalho com os olhos, a boca, a voz, a parte superior do corpo e o contato com outra pessoa. Seja qual for o movimento, não procure fazê-lo com o intuito de "acertar" mas sim de observar-se a si mesmo com uma precisão absolutamente... não habitual. Comecemos o trabalho "pela base". Como você fica de pé? Ser bípede parece-lhe normal. Desde que você fez um ano, adaptou-se a essa posição perigosa. Mas parece que essa adaptação à posição ereta sobre os pés quase nunca é boa. Exige demasiado esforço do sistema nervoso, do sistema muscular. É excessivamente dispendiosa, gasta nossas forças. Com o tempo, ela faz sofrer, deteriora as articulações, o esqueleto, o organismo todo.

A criança amadurece lentamente; no entanto, parecem faltar-lhe informações sensoriais. A vista, o tato e o olfato não lhe ensinaram muita coisa sobre o que a cerca. "Sinto-me órfão", disse um rapaz que fazia um trabalho de contato com o solo, num grupo. De fato, o primeiro contato do bebê se estabelece com a mãe. Assim que ele se torna mais maduro, libera-se dela. Mas o que nunca deveria perder é o contato com a mãe terra. Refiro-me a um contato tangível, concreto: o contato do próprio corpo com a terra. Esse contato é indispensável ao equilíbrio: fornece-nos dinamismo. O contato com a terra devolve-nos nossa própria energia.

1. Em posição de pé, com os pés descalços, você consegue encostar os pés, encostar as bordas internas? Poucos sabem se as bordas internas dos pés se encostam ou não. As torções e retrações do corpo não deixam; mas eles não estão sabendo. O sistema nervoso está organizado de tal forma que eles nem chegam à possibilidade de saber. Acham, afirmam que estão juntando os pés, enquanto um pé está enviesado, os dedos virados para fora; ou então os pés estão afastados, ou ainda, só se encostando nos calcanhares.

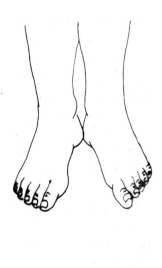

Por que essa posição de encostar os pés é tão difícil? É a única posição que pode informá-lo sobre o seu contato *real* com o chão. Nessa posição, todos os dedos do pé deveriam estar estendidos e apoiados no chão e não apenas o arco anterior, quase sempre cheio de calosidades porque recebe o peso todo do corpo.

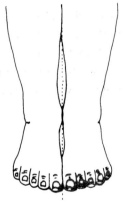

A borda externa e o calcanhar deveriam descansar no chão. Apenas a arcada interna do pé deveria estar leve e sinuosamente erguida. Mas a cabeça do primeiro metatarsiano deve encostar no chão. Na primeira vez que você tentar fazer esse movimento, é provável que desista logo porque os tornozelos se esbarram e machucam, ou porque os joelhos, virados para dentro, inco-

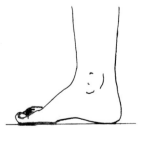

modam, como se houvesse um embrulho entre as pernas, ou ainda, porque a região lombar se arqueia e você perde o equilíbrio. Vamos ver adiante por que é melhor perder esse equilíbrio. É um equilíbrio aparente, falso e muito desgastante. Mas, acostumado a lutar para permanecer em pé, você vai dizer: "Essa posição não é natural." Efetivamente, não é "natural" para as falsas dobras de seus músculos e para os circuitos habituais de seu sistema nervoso. Ela vai acentuar, evidenciar essas falsas dobras até que não sejam mais suportáveis. Aliás, será natural andar no chão sem conseguir de fato pousar os pés? Será natural sentar sem pousar as nádegas, deitar sem que o corpo descanse no chão?

2. Sentado no chão, com as pernas meio flectidas, você consegue sentir os ísquios? Consegue sentar-se nas palmas das mãos para apalpar esses ossos da bacia nos quais você deveria estar apoiado quando se senta? Agora tente encontrar a fontanela superior. No alto do crânio, um pouco para trás, você vai encontrar uma minúscula depressão sob o couro cabeludo. Apalpe, aperte um pouco, puxe uma mecha de cabelos implantados nesse lugar. Foi por aí que você nasceu. Agora é por aí que você precisa crescer. Entre os ísquios e a fontanela, procure endireitar-se para o alto. Coloque as mãos sobre as coxas, com as palmas viradas para cima. Depois estique as pernas juntas e afaste os calcanhares o mais longe possível dos ísquios. Qual é o contato das nádegas com o chão? Das coxas? Dos joelhos? Das barrigas das pernas?

Entre esses três pontos de referência – fontanela, ísquios, calcanhares – o corpo pode formar um ângulo reto? Seria o estiramento perfeito. Mas é bem provável que a região lombar, solicitada ao estiramen-

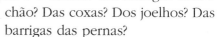

to, se recuse e que a nuca fique arqueada. Quando se trata de crescer, levanta-se o rosto, os olhos, porque talvez seja essa a única parte da cabeça que se conheça um pouco.

Na realidade, ao fazer isso, só se consegue encurtar a nuca. Mais uma vez, tudo acontece *atrás*. A pulsão do movimento deveria vir da coluna toda, por trás do crânio. Mas é bem provável que, se você conseguir endireitar a coluna, as pernas se entortem e se encurtem, os joelhos virando para dentro e os pés para fora. Os joelhos se levantam. É impossível conseguir apoiar-se no chão.

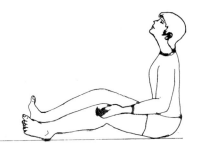

3. Sempre sentado nos ísquios, flexione as pernas e tente pousar os pés no chão, calcanhares na direção dos joelhos, a fim de endireitar a coluna e a fontanela para o alto. Sem agarrar as pernas com as mãos. Coloque as mãos no chão, virando as palmas para cima. Qual é o contato dos ísquios com o chão? Da planta dos pés? Da parte de baixo dos dedos do pé? É provável que os encurtamentos dos músculos lombares não lhe permitam essa posição. Os joelhos se afastam. Você cai para trás. Tem que esticar o queixo para a frente e encurtar a nuca, tentando compensar a incrível força de resistência das costas. Você fica sem nenhum contato com o chão, nem nas nádegas, nem nos calcanhares: levitação bastante desconfortável.

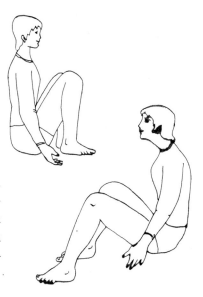

4. Agora deite-se no chão, pernas juntas, dedos do pé virados para cima, palmas das mãos também viradas para cima, as faces internas dos braços encostando no corpo. O crânio fica no alinhamento da coluna. As pernas e os pés ficam no alinhamento da coluna. Atravessando esse eixo longitudinal, há duas linhas perpendiculares: a dos ombros e a da bacia. Os braços ficam paralelos à coluna.

"Mas eu não sou uma figura geométrica!" talvez reclame você.

É claro que não, mas a arquitetura do arcabouço é geométrica e simétrica, e os músculos deveriam possibilitar-lhe esticar os membros assim, no sentido do comprimento. É freqüente, no entanto, que as retrações dos trapézios e do alto das costas não deixem os braços se aproximarem do corpo. Se as pernas estão encostadas, as costas se arqueiam ainda mais e as costelas se erguem. Durante alguns segundos tente saber se os encurtamentos dos músculos lhe deixam a possibilidade de descansar no chão. Saiba que as regiões erguidas: nuca, costas, o espaço entre os ombros, a cintura, o espaço embaixo dos joelhos, por exemplo, são aquelas em que os músculos estão demasiado curtos.

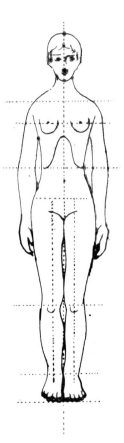

Essas retrações, acentuadas nessa posição, nunca se soltam, nem durante o sono. Talvez a atividade inconsciente dos sonhos contribua para manter essas retrações, soltando-as apenas o indispensável para prosseguir no dia seguinte. Aliás, o início de um trabalho corporal traz quase sempre um período intenso de sonhos, uma desordem dentro e fora, desordem do escondido e do visível, dos mecanismos do sistema nervoso e do sistema muscular.

Após essas quatro posições de contato com o chão, e antes de descrever outros preliminares, queria deixar clara minha "posição" em relação à respiração. A respiração intervém nesse trabalho, mas nunca isolada, como um exercício em si. Os movimentos do diafragma agem de dentro, aliados com os músculos mais superficiais das costas, costelas, barriga, para esculpir a forma perfeita. Todos sabem que a respiração é indispensável para a manutenção de um organismo vivo. Mas, quando se diz "respiração", não convém pensar que tudo está dito: ela não é mais essencial do que a circulação sangüínea ou o funcionamento do fígado.

Em certas terapias emocionais, a respiração é, no entanto, a base do trabalho, o ponto de partida que vai permitir manipular o paciente para levá-lo ao ponto desejado. Uma respiração pouco habitual, acelerada, modifica o equilíbrio químico do organismo e produz, bem depressa, a "reação": tetania, choro, suor, momentânea perda de controle. Quando conduzidas por gente experiente, essas terapias são sem dúvida úteis para abrir uma brecha na carapaça muscular de certos pacientes. Mas com isso ficarão eles harmoniosos, mais tarde?

Também eu procuro desorganizar as resistências do paciente mas tentando dar-lhe ao mesmo tempo os meios para reestruturar sua organização nervosa e muscular. Confesso que às vezes tenho vontade de apressar alguns pacientes. Como o bloqueio da respiração é o mais evidente, o mais deformante, a manifestação da maior resistência, minha vontade é de gritar para quem "não respira": "Fique vivo." Mas, para quê? Mais do que qualquer outro, os movimentos da respiração são internos. E só você tem a chave desse cadeado. Posso apenas descrever-lhe a forma perfeita, virtual, escondida. Em seguida cabe a você conhecer os músculos espinhais, de cada lado da coluna. Concedendo a esses músculos um pouco de atenção e um pouco de liberdade, você conseguirá liberar um pouco o diafragma.

5. Estendido no chão, pernas paralelas, braços de cada lado do corpo, palmas voltadas para o chão, procure sentir a parte inferior do crânio encostando no chão, entre as orelhas. Depois, procure sentir como se apóia – ou não – a coluna em toda a sua extensão, do crânio ao cóccix. Em cada uma das doze vértebras dorsais (da nuca à cintura) articulam-se duas costelas, uma de cada lado. Você tem a sensação de que as costas respiram encostando no chão? Se as costas estão muito erguidas, não conseguem respirar encostando no chão, nem encostar de modo algum. Além disso, as costelas, na frente, também se erguem. Um côncavo atrás corresponde a uma protuberância na frente.

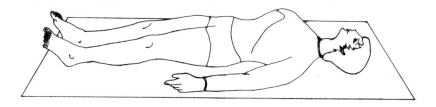

Ora, em posição deitada e de perfil, o ponto mais alto do peito deveria ser o bico dos seios (ou dos mamilos) e, a partir desse ponto, uma linha deveria descer em declive suave até o púbis.

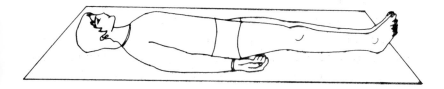

Essa forma perfeita não é costumeira: os cartazes habituaram-nos a ver gente sorridente e bronzeada exibindo um tórax deformado, visivelmente bloqueado em inspiração.

Mas será possível mover as costelas? Não estou falando de inspirar mais forte, mais amplamente (porque o bloqueio é sempre na inspiração); não estou falando de reter o ar já inspirado, como se retêm as lágrimas ou os gritos. Estou falando de mexer o peito, abaixando-o. Para dizer a verdade, esvaziar-se, abrir bem as costelas, depois de ter vivido sempre bloqueado, exige às vezes um esforço atlético.

Noto que algumas pessoas, habituadas a um esforço desmesurado para conservar a contratura das costas, hesitam em contrair o diafragma ou a barriga para expirar. Estão de tal forma programadas, que contrair fora do modo habitual as desconcerta. "Mas vim para me relaxar" dizem, ignorando que o relaxamento – ou melhor, o alongamento – da parte traseira do corpo pode acarretar uma contração intensa e benéfica da parte dianteira.

6. Proponho que se deite no chão, pernas estendidas, e empurre uma bolinha do tamanho de uma noz ao longo da parte reta das costas, entre a coluna e a omoplata, mais ou menos no meio da omoplata (a omoplata é uma parte das costas pouco conhecida: o ângulo inferior fica mais embaixo do que geralmente se pensa). Se as costas estão doendo, comece este preliminar com as pernas flexionadas, calcanhares embaixo dos joelhos, e só depois estique as pernas.

Quando estiver instalado, é que vai perceber a falta de conforto... que será proporcional às contraturas dos músculos espinhais. Tente sentir como você mesmo é quem produz essas contraturas. Tente sentir que você pode fazer o caminho inverso e desfazê-las.

Encoste amplamente tudo o que se pode apoiar no chão, longe da bolinha: os calcanhares, as barrigas das pernas, as nádegas, as mãos, os cotovelos, os braços, a cabeça. Vire a cabeça devagar para a direita, buscando apoiar-se entre as orelhas. Cada vez que você vira a cabeça, tente encostar a orelha direita. Deixe a boca aberta e expire pela boca, sem apertar os lábios, sem ruído. O esforço para expirar não é feito no nível dos lábios, mas mais profundamente, no diafragma, nos músculos intercostais, na barriga. Libere as passagens superiores: laringe, lábios. Assim o movimento será mais exato e mais intenso no centro do seu corpo. Depois, permita-se respirar contra a bolinha, do lado das costas, apoiando-se nos músculos que rodeiam a bola e, depois, na própria bola. Expire para esse lugar preciso, girando a cabeça e abaixando as costelas à direita. Depois inspire pouco, rapidamente, na direção da bola.

Agora, tire a bola. Compare o lado direito do corpo com o esquerdo. Receba as informações que talvez lhe permitam encontrar o seu lugar – todo o seu lugar – no chão (e que podem também ajudá-lo a encontrar o seu "lugar ao sol").

Para os preliminares que seguem, é preciso uma simples barra arredondada de madeira, de um metro de comprimento e três centímetros de diâmetro.

7. De pé, com os pés se encostando, tornozelos, joelhos, quadris flexíveis, bem soltos, tente virar as coxas para fora. Sem separar os joelhos. Desse modo as pernas vão se aproximar da forma perfeita. Os olhos, como os quadris, deveriam se familiarizar com essa forma. Agora, encoste os calcanhares na barra. Mais do lado do calcâneo. Vire os joelhos de novo para a forma perfeita. Abra os dedos do pé. Encoste a parte inferior dos dedos no chão. Tente afastar o dedo grande direito, para dentro. Depois tente afastar o quinto dedo para fora. Faça os mesmos movimentos com o pé esquerdo. Deixe cair o peso do corpo nos dois calcanhares, sem desencostar do chão os dedos do pé esticados. Preste atenção nos ossos dos calcanhares, no sacro – que é o término da coluna –, nos ombros, no crânio entre as orelhas. Você sente esses ossos da parte traseira do corpo num mesmo plano?

Agora, desça da barra e encoste os pés no chão. Deixe aflorar as sensações talvez novas. Passeie pela sala. Dê tempo para receber as informações vindas de baixo.

8. Coloque-se agora com o arco anterior dos pés sobre a barra. Mais precisamente, coloque sobre a barra a região do arco anterior, depois das falanges, aquela onde estão as cabeças dos metatarsianos. Pés se encostando; não é confortável. A musculatura da parte traseira do corpo é demasiado curta e rígida, o que não permite conforto nessa posição. Observe como todo o seu corpo tenta imediatamente adaptar-se à demanda (mais uma vez) e se organiza para suprir a carência. Essa presteza em obedecer "apesar de" é uma caricatura do que fazemos diariamente. Observe que, diante da ameaça de alongamento dos músculos posteriores, as coxas voltam-se para dentro e os pés para fora.

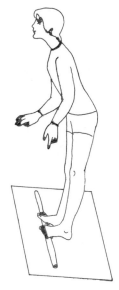

As nádegas recuam, a região lombar se arqueia e a cabeça não sabe onde se colocar.

Flexionando de leve os joelhos, você consegue afastar o sacro e os órgãos genitais para a frente? Consegue virar as coxas para fora, abrindo assim as dobras da virilha? Consegue deixar os pés paralelos, no eixo? Esses movimentos representam uma posição de extrema tensão. Agora desça da barra e coloque os pés no chão. Observe.

9. Para este preliminar use também o bastão. Deixe-o no chão, ao seu lado, e deite-se. Preste atenção nos pontos em que o seu corpo se apóia. Depois, sente-se com as pernas estendidas, apoiando-se nas mãos encostadas, uma de cada lado, no chão. Faça com que os olhos aprendam a perceber a forma perfeita das pernas. Quando juntas, elas se encostam nos tornozelos, no alto da barriga das pernas, nos joelhos, no alto das coxas? A parte traseira dos joelhos consegue ficar perto do chão? Agora, veja se consegue colocar o bastão sob as nádegas. Ou, mais precisamente, sob os ísquios, os ossos das nádegas que pertencem à bacia. Você consegue colocar as mãos sobre as coxas, com as palmas voltadas para cima? Abra a boca. Expire. Não retenha a respiração. Depois, pela fontanela posterior (chamada "a porta do céu" na medicina chinesa), tente crescer, esticar o conjunto do crânio, da nuca, da coluna, para cima. Basta alguns segundos. Retire o bastão. Pouse as nádegas no chão. Observe os pontos em que se apóiam as nádegas, as coxas e as pernas.

Depois, com as nádegas mais "presentes", estique de novo as pernas juntas. Faça com que elas fiquem o mais perfeitas possível. Você sabe que não nasceu com os joelhos para dentro e com os pés enviesados. Observe como elas ficaram por causa da ação das retrações e das rotações dos músculos dominantes. Em seguida, tente visualizar como elas poderiam ser: já é um passo em direção à mudança.

10. Sempre sentado, coloque o bastão verticalmente entre as coxas, contra o púbis. De leve com as mãos, mantenha o bastão na altura do estômago. Não se agarre no bastão. Os ombros não devem se enrijecer mas sim descansar no tórax. Mantenha o bastão vertical, perpendicularmente às pernas. Depois encoste a testa no bastão (sempre sobra lugar para o nariz, se não se levanta o rosto). Abra a boca. Expire sem barulho, mas num movimento de abaixar as costelas. A inspiração é breve e não deforma as costelas. Cada vez que você expira, tente deslizar a testa contra o bastão. Mas não se engane: quando você estica, desde a fontanela, toda a parte posterior do corpo, é a coluna inteira que se alonga, paralela ao bastão. Se as pernas se alongam, é muito provável que você sinta contrações bem fortes nos quadríceps (músculos dianteiros) das coxas e talvez também na barriga. Pode sentir câimbras nos quadríceps. Como eles nunca trabalharam assim, dão o alarme. Nesse caso, ceda (provisoriamente) à chantagem. Deite-se de costas. Descanse. Observe os novos pontos de apoio das costas.

Talvez você ache os movimentos que seguem perturbadores e frustrantes. Pode ser até que você reaja com cólera, ou sentindo de modo mais nítido as tensões dos maxilares, dos olhos, da nuca. Esses preliminares, no entanto, não são destinados a "provocar" suas emoções, mas sim a informá-lo sobre você mesmo, a dar-lhe novas bases de reflexão. Esse trabalho pode trazer modificações no equilíbrio nervoso e, por conseguinte, um descanso. Ou, então, reações de emoção podem aparecer, sobretudo quando se trata da parte superior do corpo, pois existem, presas atrás de nossos olhos, de nossa testa, de nossas têmporas, lágrimas acumuladas há anos, que podem ser libertadas subitamente por um movimento pouco habitual.

11. Deite-se de costas, pernas flexionadas, braços ao longo do corpo, palmas viradas para cima. Com os olhos bem abertos, olhe para a ponta do nariz. Está vendo? Olhe os joelhos. Está vendo? Deixe a cabeça virar da direita para a esquerda. Não é preciso nenhum esforço muscular. Deixe a cabeça, a parte posterior do crânio, o espaço entre as orelhas, encostar com todo o peso no chão. É um dos primeiros movimentos que você fez ao nascer, um movimento de vaivém da cabeça e da boca para procurar o seio materno. Desde essa época, muitos obstáculos e proibições tolheram-no. Por uma causa mecânica ou emocional, ou pelas duas, retrações instalaram-se na nuca e agora o movimento é difícil, talvez de um lado, e até dos dois. Inútil forçar para ir mais além. Você consegue, girando a cabeça, sem levantá-la, esboçar o gesto de enxugar a boca no ombro? À direita. Depois, à esquerda. Você consegue, com a boca aberta, soprar ar quente no seu ombro, como se quisesse esquentá-lo? De um lado, depois do outro, sem erguer a cabeça em nenhum momento.

12. Agora, com a cabeça de novo no alinhamento do corpo, puxe o lábio inferior várias vezes com os dedos. Depois puxe o lábio superior. Observe a diferença de sensibilidade entre os dois lábios. Faça com que eles se toquem de leve e deixe que eles se sintam assim.

Os pés estão bem colocados, as costas bem encostadas no chão, até onde os pontos de apoio o permitem. A cabeça está solta, até onde as tensões da nuca o permitem. Abra a boca, separe os lábios que estão vivos e importantes no rosto, e como novos. Procure deixar aparecer as sensações de ar morno passando pela língua. De onde vem o ar? Dos pulmões, é claro, mas de onde pode você sentir os remoinhos de ar vindo de dentro do corpo para fora? Vindo do peito? Da barriga? Do períneo?

Com os olhos e a boca bem abertos, lábios soltos, você consegue soprar bastante para sentir que as costelas se abaixam, que o umbigo desce na direção da coluna e do chão? Deixe voltar o ar sem forçar, sem procurar encher o peito. O movimento de expiração contrai intensamente o diafragma, os músculos do peito, da barriga. Talvez você fique preocupado por sentir uma "contração" ao passo que está procurando um "descanso". Mas, ainda uma vez, a antiginástica não é descanso e sim a busca de um equilíbrio diferente.

A expiração completa põe em ação o peito, as costelas, zonas tão bem fechadas que quase nunca se mexem. Ou então, quando há movimento das costelas, a barriga avança para a frente, acentuando o bloqueio lombar e genital. Nesse movimento, podem aparecer dores nas costas se, enfim, a pessoa conseguir encostar-se no chão. De fato, o diafragma liga-se atrás nas vértebras lombares e em seus discos. O diafragma imóvel "protege" as costas enrijecidas e arqueadas contra uma dor que fatalmente se manifestaria se houvesse um alongamento dos músculos das costas e da zona lombar. Sei que é difícil perceber que essa proteção é pior do que o mal; que ela foi eficaz num dado momento da existência contra um traumatismo ou um medo, mas que agora ela está ultrapassada e é nociva.

A pessoa, ao tentar respirar, faz em geral muito barulho com a boca e com a garganta, fornecendo assim todos os sinais – exteriores – da respiração. Concentre a atenção nos lábios vivos, largos, abertos, na língua também larga, na garganta livre. Depois, tente expirar pela boca. O esforço intenso não está na periferia. Não está nos lábios. É mais profundo. Está no "centro" do corpo. Tente respirar de modo homogêneo. Costelas e barriga abaixam-se juntas na inspiração.

Nossa organização muscular e nervosa é feita de tal modo que a inspiração sempre predomina. Por isso não é preciso prestar atenção nela. Dê toda a atenção à expiração. Tente encontrar a maleabilidade necessária para fazer dois movimentos sucessivos inteiramente diferentes num tempo curto, o tempo da respiração: uma contração grave, homogênea (na expiração) seguida imediatamente de um relaxamento (na inspiração). É bem difícil ter essa maleabilidade de adaptação a um movimento... ou a uma situação.

Quando o cérebro e os músculos tiverem desencadeado e gravado esses movimentos, esqueça este preliminar. Esqueça a respiração. Esqueça-se de controlar. Cada controle exterior ou interiorizado é um obstáculo ao funcionamento sadio do organismo.

Não pensem que é fácil provocar os movimentos do diafragma ou das costelas que estão bloqueados. Esse trabalho é constantemente associado ao alongamento dos músculos espinhais. (Você pode incorporá-lo no Preliminar nº 6, com a bolinha.) De fato, se os músculos anteriores não têm força para mover e fazer descer as costelas e a barriga, se a respiração está entravada, lembrem-se de que está entravada *atrás*, pela rigidez e excesso de força dos músculos posteriores.

13. Joelhos flexionados, sempre deitado de costas, você consegue ver o próprio nariz? E os joelhos? Volte a olhar para a ponta do nariz. Você está vesgo, claro. Não se assuste. O que você está vendo? Os dois lados do nariz? Um lado só? Se você não consegue ver o lado esquerdo do nariz, talvez você perceba que o pé esquerdo está com problemas, ou que é para a esquerda que você tem dificuldade de virar a cabeça ou que você não consegue mexer o ombro esquerdo. Por acaso? Talvez não...

Você pode continuar a olhar alternadamente a ponta do nariz e os joelhos sem se bloquear em inspiração, deixando que se façam pequenos movimentos com a nuca. É uma etapa na direção do movimento "sim", que indica maior maturação...

Depois, você explora como quiser os lábios, o rosto, o corpo. É uma exploração quase sempre logo reprimida na criancinha, porque socialmente inaceitável. Entretanto, o contato dos dedos no corpo é uma sensação dos dedos e do corpo juntos. É indispensável à informação e ao desenvolvimento harmonioso da criança. "Chupar o dedo" informa a boca tanto quanto o dedo, e alegra ambos. Porém, essa exploração permanece em circuito fechado. Mais tarde, a sensação se abre para o meio ambiente, pelo contato da pele, do olhar. Abertura bem-sucedida, se a fase anterior teve êxito.

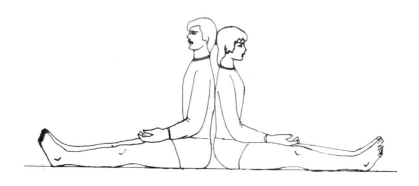

14. Proponho agora um trabalho de contato com a terra e com uma outra pessoa. Deitem-se os dois por um momento no chão e observem os pontos de apoio. Em seguida, sem que os corpos se toquem, sentem-se de costas um para o outro, pernas estendidas. Procurem sentir o contato das nádegas no chão, das coxas, das barrigas das pernas, dos calcanhares. As mãos estão sobre as coxas, com as palmas voltadas para o teto. Você pode crescer um momento pela fontanela posterior? Depois aproximem-se e entrem em contato pelas costas (não tem importância a diferença de tamanhos), pelos ombros e, se conseguirem, pela cabeça. Deixem aflorar as sensações. O contato entre vocês dois é amplo e extenso? Como se dá na altura do sacro, embaixo da coluna? As zonas lombares estão em contato? E as omoplatas? E a região entre as omoplatas, quase sempre cheia de tensões e de dores? Conservem os olhos bem abertos. Tentem ambos crescer pela fontanela posterior. Não deixem de respirar. Abram a boca, lábios soltos, e soprem sem fazer barulho. Não se preocupem com as contrações do quadríceps (os músculos dianteiros das coxas).

Existe um avesso e um direito do corpo e a pele de cada face é diferente. Já prestaram atenção na textura da pele da parte dianteira do corpo e da traseira? A parte carnuda dos dedos é mais sensível que as unhas, e mais fina. A pele do interior do cotovelo, da parte interna do braço, do peito, da barriga e da frente das coxas é mais fina do que a do dorso do cotovelo, das costas e da parte traseira das coxas. A pele do rosto é mais fina do que o couro cabeludo.

Pela pele das costas, mais resistente do que a da frente do corpo, o que você sente do outro? Da respiração dele? Da sua? Do calor do outro? Do seu? Como essas costas entram no seu território? Com suavidade? Com delicadeza? Com agressividade? Deixe surgir um som do seu corpo. O som passa pelos lábios, mas de que região vem ele? Peito? Costas? Barriga? Garganta? Cabeça? De onde? Será que cada um de vocês pode alternadamente dizer uma frase? A que lhe ocorrer espontaneamente. Qualquer que seja. Aonde se dirige o som de suas palavras? Por onde o outro o escuta? Como a sua voz entra no corpo do outro? Pelas costas? Pela cabeça? Qual é a carga emocional, o tom das palavras emitidas e ouvidas de costas?

Agora separem-se, mas não de repente. Em seguida, deitem-se no chão. Comparem suas costas do início da sessão com as de agora.

15. Juntos, face a face, coloquem diante do outro toda a face tenra e vulnerável de sua pele e de seu corpo. Sentem-se com as pernas estendidas. Com a forma tão perfeita quanto vocês conseguirem (nada de joelhos para dentro). Os pés formam um ângulo reto com a perna, os dedos voltados para cima. Assentem-se sobre os ísquios, as palmas viradas para cima, o dorso das mãos sobre as coxas. Os ombros apóiam-se no tórax. Encostem as quatro plantas dos pés. Conservem os olhos bem abertos. Olhem nos olhos um do outro. Com a boca aberta, expirem, sem barulho, o ar quente que sobe do peito e da barriga. Juntos vocês crescem pela fontanela posterior. Não deixem de se olhar.

Às vezes, durante este preliminar, usamos o som da voz. Você quer experimentar? A voz é a projeção de si para o outro.

Temos a voz de nossos músculos,
de nosso corpo, de nosso sistema nervoso.
Emitir um som é ocupar
o espaço. Seja para encantar, seja para agredir.
Aquele que só sabe fugir é geralmente silencioso.
Deixe sair os sons que saem dos lábios
e que são provocados pela tensão do
corpo, dos olhares, da respiração.
Sons de ternura?
De cólera? Ou "sons de silêncio"?

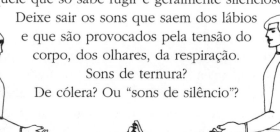

Bibliografia

Balmary, M. *L'homme aux statues*. Paris, Grasset, 1979.

Brown, B. *New Mind, New Body*. Nova York, Bantam, 1974.

Eliade, M. *Occultisme, sorcellerie et modes culturelles*. Paris, Gallimard, 1978.

Feldenkrais, M. *La conscience du corps*. Paris, Robert Laffont, 1971.

Foucault, M. *La volonté de savoir*. Paris, Gallimard, 1976.

Freud, S. *Introduction à la psychanalyse*. Paris, Payot, 1976.

———. S. *Malaise dans la civilisation*. Paris, Presses Universitaires de France, 1976.

Johnson, D. *The Protean Body*. Nova York, Harper and Row, 1977.

Laborit, H. *L'agressivité détournée*. Paris, Union Générale d'Éditions, 10/18, 1970.

———. *L'homme imaginant*. Paris, Union Générale d'Éditions, 1970.

———. *Éloge de la fuite*. Paris, Robert Laffont, 1976.

Levadoux, D. *Renaître*. Paris, Stock, 1979.

Lowen, A. *Le langage du corps*. Paris, Tchou, 1977.

———. *Pratique de la bio-énergie*. Paris, Tchou, 1978.

McDougall, J. *Plaidoyer pour une certaine anormalité*. Paris, Gallimard, 1978.

Perls, F. *Gestalt thérapie*. Paris, Stanke, 1977.

———. *Rêves et existence en gestalt thérapie*. Paris, EPI, 1972.

Rolf, I. *Rolfing: the Integration of Human Structures*. Santa Monica, Dennis-Landsmann, 1977.

———. *Ida Rolf Talks about Rolfing and Physical Reality*. Nova York, Harper and Row, 1978.

IMPRESSÃO E ACABAMENTO:
YANGRAF FONE/FAX:
218.1788